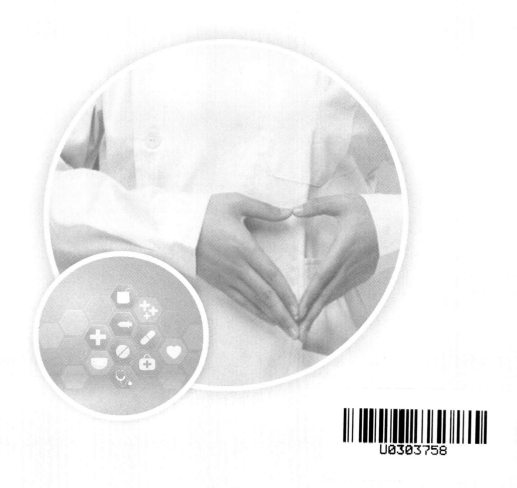

U0303758

护理学类高等教育立体化精品教材

临床护理综合案例

主审　李保刚

主编　吴　曼　袁　源　张艳媛

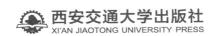

西安交通大学出版社
XI'AN JIAOTONG UNIVERSITY PRESS

图书在版编目（CIP）数据

临床护理综合案例 / 吴曼，袁源，张艳媛主编 . —
西安：西安交通大学出版社，2023.8
护理学类高等教育立体化精品教材
ISBN 978-7-5693-3382-4

Ⅰ.①临…　Ⅱ.①吴…　②袁…　③张…　Ⅲ.①护理学
—案例—高等学校—教材　Ⅳ.① R47

中国国家版本馆 CIP 数据核字（2023）第 147717 号

书　　　名	临床护理综合案例
主　　　编	吴　曼　袁　源　张艳媛
责任编辑	李　晶
责任校对	秦金霞

出版发行	西安交通大学出版社
	（西安市兴庆南路 1 号　邮政编码 710048）
网　　　址	http://www.xjtupress.com
电　　　话	（029）82668357　82667874（市场营销中心）
	（029）82668315（总编办）
传　　　真	（029）82668280
印　　　刷	陕西思维印务有限公司

开　　　本	889 mm×1194 mm　1/16　印张 9.75　字数 274 千字
版次印次	2023 年 8 月第 1 版　2023 年 8 月第 1 次印刷
书　　　号	ISBN 978-7-5693-3382-4
定　　　价	45.00 元

如发现印装质量问题，请与本社市场营销中心联系。
订购热线：（029）82665248　（029）82667874
投稿热线：（029）82668226

临床护理综合案例

编委会

吴　静（昆明市第一人民医院）

单美琳（昆明医科大学海源学院）

段艳玲（昆明医科大学海源学院）

唐思婷（昆明医科大学海源学院）

黄斯佳（昆明医科大学海源学院）

韩　娟（云南经济管理学院医学院）

鲁桂兰（昆明医科大学海源学院）

裴天骄（昆明医科大学海源学院）

前 言

随着社会的发展及科学技术的不断进步，临床护理实践也发生了很大的变化，越来越多的护理学新知识、新技术和新方法出现在临床护理工作中，使得护理的行业标准也随之不断更新。作为护理学专业的学生，需要顺应这些变化；作为临床护理人员，更需要适应这些变化。为了使学生更好地适应护理行业变化，我们组织编写了《临床护理综合案例》一书。

本教材重点体现三个基本思想：一是注重学生理论联系实际能力的培养，将护理专业理论、知识、技能应用于临床实际案例中；二是注重学生岗位胜任能力，如临床思维、发现及解决临床护理问题、团队协作及沟通能力等的培养；三是注重学生职业道德和职业情感的培养，引导学生关心、关爱患者。全书分为两篇。第一篇通过案例导入，引出相关护理操作，将常用的基础护理技术设为实训任务，指导学生进行相关操作，外化流程练习、内化人文关怀，使学生真正掌握相关操作并能运用于实际中。第二篇通过导入综合实训案例，重点对临床内科护理学、外科护理学的常见病、多发病进行案例分析，通过分析案例进行诊断，学生依据相关诊断，判断如何进行护理操作。

本教材内容紧贴临床实际，在编写内容和形式上突出以下特点。一是实用，案例来自于临床常见病，临床情境的变化符合专科疾病的发展规律，以任务的方式对患者实施护理和操作，让学生身临其境，提前感受临床氛围。

二是专业，以某一专科常见疾病作为案例，根据该专科疾病的特点实施针对性的护理，为患者提供更专业的服务。

本教材既可用于高等学校护理学专业的教学，也可用于护理专业学生临床实习前的综合训练。

由于编写时间和水平有限，本教材在内容方面难免存在不足，恳请广大读者批评指正。

编者

2023 年 5 月

目 录

第一篇　临床常用护理技术 ·· 001

第一章　手卫生 ·· 002

第二章　口腔护理 ·· 006

第三章　生命体征测量 ·· 010

第四章　鼻饲法 ·· 014

第五章　胃肠减压术 ·· 018

第六章　留置导尿术 ·· 022

第七章　灌肠法 ·· 027

第八章　鼻导管给氧法 ·· 031

第九章　经口鼻吸痰术 ·· 035

第十章　口服给药法 ·· 039

第十一章　皮内注射法（药物过敏试验） ································· 042

第十二章　皮下注射法 ·· 047

第十三章　肌内注射法 ·· 051

第十四章　静脉注射法 ·· 056

第十五章　氧气雾化吸入法 ·· 061

第十六章　密闭式周围静脉输液法 ·· 066

第十七章　静脉输血 …………………………………………………………… 070

第十八章　静脉血标本采集法 …………………………………………………… 074

第十九章　血糖检测技术 ………………………………………………………… 078

第二十章　心电监护仪的使用 …………………………………………………… 082

第二十一章　心肺复苏技术 ……………………………………………………… 086

第二十二章　电除颤技术 ………………………………………………………… 090

第二十三章　T 管引流的护理 …………………………………………………… 094

第二篇　综合实训案例 …………………………………………………………… 99

第二十四章　慢性阻塞性肺疾病患者的护理 …………………………………… 100

第二十五章　大叶性肺炎患者的护理 …………………………………………… 103

第二十六章　原发性高血压患者的护理 ………………………………………… 106

第二十七章　冠状动脉粥样硬化性心脏病患者的护理 ………………………… 109

第二十八章　心力衰竭患者的护理 ……………………………………………… 112

第二十九章　肝硬化患者的护理 ………………………………………………… 115

第三十章　急性胰腺炎患者的护理 ……………………………………………… 117

第三十一章　肾病综合征患者的护理 …………………………………………… 120

第三十二章　糖尿病患者的护理 ………………………………………………… 122

第三十三章　甲状腺功能亢进症患者的护理 …………………………………… 125

第三十四章　外科休克患者的护理 ……………………………………………… 127

第三十五章　颅脑损伤患者的护理 ……………………………………………… 130

第三十六章　脑卒中患者的护理 ………………………………………………… 133

第三十七章　乳腺癌患者的护理 ………………………………………………… 136

第三十八章　胆结石患者的护理 ………………………………………………… 139

第三十九章　肋骨骨折患者的护理 ……………………………………………… 142

第四十章　股骨颈骨折患者的护理 ……………………………………………… 145

参考文献 …………………………………………………………………………… 148

第一篇
临床常用护理技术

第一章 手卫生

思政之窗

2023年5月5日是第十五个世界手卫生日，主题是"共同加快行动，拯救生命——清洁您的双手"。该主题旨在强调全球共同努力，保护手部卫生，预防疾病传播并促进健康未来。医务人员的手是导致多重耐药菌传播、医院感染发生的重要途径。长期的临床实践证实，做好手卫生是控制医院感染的重要手段，也是最方便、最经济的感染控制环节，正确实施手卫生可以有效减少医院感染的发生率。为响应世界手卫生日的倡议活动，进一步贯彻落实国家卫健委《医务人员手卫生规范》的要求，我们应做好医务人员手卫生，守护医疗质量安全线。

案例导入

全球每年仍有产妇和婴儿死于感染（如败血症），大多是由于难以获得清洁饮用水、环境卫生和手部卫生不佳而造成的。由于抗微生物药物耐药性急剧增强，所有医护人员在接触患者前后、进行医疗操作之前，以及暴露于患者体液之后，都必须注意洗手，这对于预防病原体的传播十分重要。

实训任务

保持手卫生，避免继发感染。

学习目标

1. 能正确按洗手步骤进行洗手。
2. 能阐述手卫生的重要性。
3. 能阐述卫生手消毒的指征。

一、洗　手

操作目的

清除手部皮肤表面污垢和大部分暂居菌，切断通过手部传播病原体的途径。

实训用物

流动水洗手设施、清洁剂、干手设施，必要时备护手液或快速手消毒液。

操作流程 – 思维导图

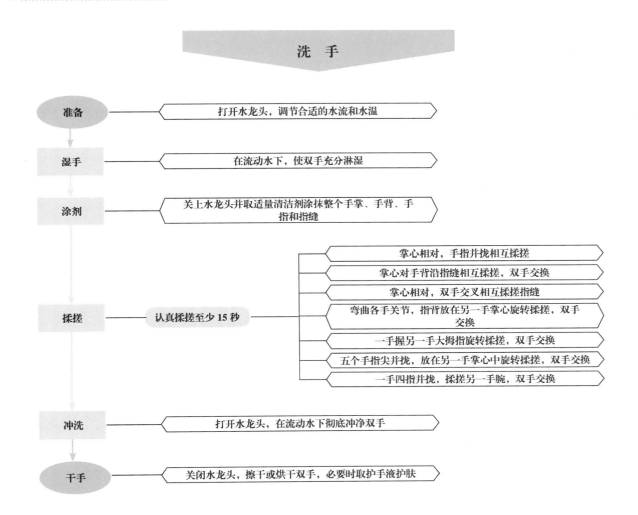

二、卫生手消毒

操作目的

清除致病微生物，预防感染与交叉感染，避免污染无菌物品和清洁物品。

操作流程 - 思维导图

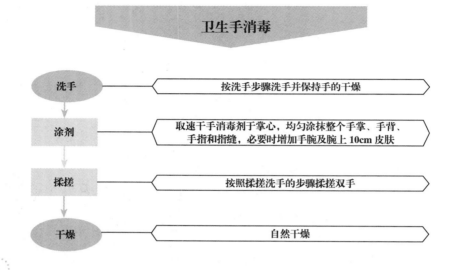

卫生手消毒

洗手	按洗手步骤洗手并保持手的干燥
涂剂	取速干手消毒剂于掌心，均匀涂抹整个手掌、手背、手指和指缝，必要时增加手腕及腕上 10cm 皮肤
揉搓	按照揉搓洗手的步骤揉搓双手
干燥	自然干燥

知识链接

洗手与卫生手消毒指征

如遇下列情况，医务人员应洗手和 / 或使用手消毒剂进行卫生手消毒：

1. 接触患者前。

2. 清洁、无菌操作前，包括进行侵入性操作前。

3. 暴露于患者体液，包括接触患者黏膜、破损皮肤或伤口、血液、体液、分泌物、排泄物、伤口敷料等之后。

4. 接触患者后，当手部没有肉眼可见的污染时，宜使用手消毒剂进行卫生手消毒。

5. 接触患者周围环境，包括接触患者使用的医疗器械、用具等物体表面后。

如遇下列情况，医务人员应洗手：

1. 当手部有血液或其他体液等肉眼可见的污染时。

2. 可能接触艰难梭菌、肠道病毒等对速干手消毒剂不敏感的病原微生物时。

如遇下列情况，医务人员应先洗手，然后进行卫生手消毒：

1. 接触传染病患者的血液、体液和分泌物以及被传染性病原微生物污染的物品后。

2. 直接为传染病患者进行检查、治疗、护理或处理传染病患者污物之后。

思考题

1. 接触患者前为什么要洗手？

2. 洗手与卫生手消毒的原则是什么？

3. 手卫生操作的要点是什么？

手卫生评分标准

项目		总分/分	内容要求	标准分数/分	扣分/分	备注
准备		10	1.护士着装整洁，仪表端庄（着装规范，无长指甲，未佩戴饰物，必要时卷袖过肘）	4		
			2.环境安静、安全、整洁，光线适宜	2		
			3.用物齐全，性能良好，符合要求	4		
操作过程	评估	5	1.检查洗手设施是否完好，洗手液（速干手消毒剂）是否在有效期内	3		
			2.检查用物是否合格	2		
	洗手	70	1.打开水龙头，调节合适的水流和水温	5		
			2.在流动水下，使双手充分淋湿	5		
			3.取洁净肥皂或适量洗手液于掌心，均匀涂抹双手整个手部	5		
			4.掌心相对，手指并拢相互揉搓	5		
			5.掌心对手背沿指缝相互揉搓，双手交换	5		
			6.掌心相对，双手交叉相互揉搓指缝	5		
			7.弯曲各手指关节，指背放在另一手掌心，旋转揉搓，双手交换	5		
			8.一手握另一手大拇指旋转揉搓，双手交换	5		
			9.五个手指尖并拢，放在另一手掌心中旋转揉搓，双手交换	5		
			10.一手四指并拢，揉搓另一手腕	5		
			11.洗手的每一步骤至少进行15秒，充分清洗双手每一面及指缝等处	8		
			12.打开水龙头，在流动水下彻底冲净双手	5		
			13.关闭水龙头，擦干或烘干双手，必要时取护手液护肤	7		
操作质量		15	1.操作熟练，方法正确	5		
			2.动作轻巧，稳重准确，无菌观念强	5		
			3.口述：洗手指征、手消毒的指征	5		
成绩评定		及　格（　　　分） 不及格（　　　分），关键依据：				
监考人（签名）：				考试时间：　　年　月　日		

第二章 口腔护理

思政之窗

人民健康是民族昌盛和国家富强的重要标志，也是广大人民群众的共同追求。口腔健康是全身健康的重要组成部分。学习贯彻习近平新时代中国特色社会主义思想和党的二十大精神，落实全国卫生与健康大会重要精神和《"健康中国 2030"规划纲要》部署，作为医务工作者，我们要坚持以人民健康为中心，坚持预防为主、防治结合、突出重点、统筹资源，以提高群众口腔健康水平为根本，以健康知识普及和健康技能培养为基础，以口腔疾病防治适宜技术推广为手段，以完善口腔卫生服务体系为支撑，全面提升我国人民口腔健康水平，助力健康中国建设。

案例导入

王某，女，75 岁，因咳嗽、咳痰 1 月余入院，诊断为右肺上叶中心型肺癌。患者于 7 天前在全麻下行右肺上叶切除术，前日从监护室转回普通病房。目前患者可翻身侧卧，但由于年老体弱、伤口疼痛，生活不能自理。作为值班护士，应如何对患者进行口腔护理？

实训任务

护士遵医嘱为患者进行口腔护理。

学习目标

1. 能熟练进行口腔护理操作。
2. 能正确叙述口腔护理的目的及注意事项。
3. 通过学习和实践，正确处理工作过程中遇到的问题，养成良好的职业道德和行为习惯。

操作目的

1. 保持口腔清洁、湿润，预防口腔感染等并发症。
2. 去除口腔异味，促进食欲，确保患者舒适。

3. 评估口腔情况，提供患者病情动态变化的信息。

实训用物

治疗车上层：治疗盘内备口腔护理包（内有治疗碗或弯盘、棉球、弯止血钳 2 把、压舌板）、水杯（内**盛漱**口溶液）、吸水管、棉签、石蜡油、手电筒、纱布数块、治疗巾及口腔护理液。治疗盘外备手消毒液，**必要**时备开口器、舌钳及口腔外用药（常用的有口腔溃疡膏、西瓜霜、维生素 B$_2$ 粉末等）。

治疗车下层：医疗垃圾桶、生活垃圾桶。

操作流程 – 思维导图

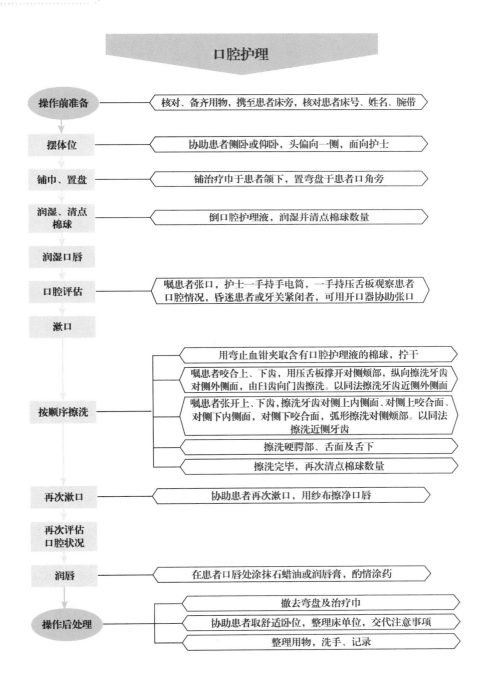

口腔护理

操作前准备	核对、备齐用物，携至患者床旁，核对患者床号、姓名、腕带
摆体位	协助患者侧卧或仰卧，头偏向一侧，面向护士
铺巾、置盘	铺治疗巾于患者颌下，置弯盘于患者口角旁
润湿、清点棉球	倒口腔护理液，润湿并清点棉球数量
润湿口唇	
口腔评估	嘱患者张口，护士一手持手电筒，一手持压舌板观察患者口腔情况，昏迷患者或牙关紧闭者，可用开口器协助张口
漱口	
按顺序擦洗	用弯止血钳夹取含有口腔护理液的棉球，拧干
	嘱患者咬合上、下齿，用压舌板撑开对侧颊部，纵向擦洗牙齿对侧外侧面，由臼齿向门齿擦洗。以同法擦洗牙齿近侧外侧面
	嘱患者张开上、下齿，擦洗牙齿对侧上内侧面、对侧上咬合面、对侧下内侧面，对侧下咬合面，弧形擦洗对侧颊部。以同法擦洗近侧牙齿
	擦洗硬腭部、舌面及舌下
	擦洗完毕，再次清点棉球数量
再次漱口	协助患者再次漱口，用纱布擦净口唇
再次评估口腔状况	
润唇	在患者口唇处涂抹石蜡油或润唇膏，酌情涂药
操作后处理	撤去弯盘及治疗巾
	协助患者取舒适卧位，整理床单位，交代注意事项
	整理用物，洗手、记录

知识链接

WHO 发布《口腔卫生全球行动计划（2023-2030 年）草案》

口腔疾病仍然是全球公共卫生面临的一个紧迫挑战，口腔疾病会给个人和整个卫生服务体系带来沉重的经济负担，具有社会、经济和环境影响。世界卫生组织认识到口腔疾病对全球公共卫生的重要性，于是在 2021 年 5 月由世界卫生大会通过了一项关于口腔卫生的决议，要求将口腔卫生纳入非传染性疾病和全民健康覆盖议程。为了将这一全球战略转化为具体行动，世界卫生组织制定了《口腔卫生全球行动计划（2023-2030 年）草案》（以下简称"《草案》"）。

《草案》提出了到 2030 年要实现的两项全球总体目标。

全球总体目标 A：全民健康覆盖促进口腔卫生。

到 2030 年，全球 80% 的人口有权获得基本的口腔卫生保健服务。

全球总体目标 B：减轻口腔疾病负担。

到 2030 年，全球主要口腔疾病在个体生命全程中的总流行率相对下降 10%。

思考题

1. 如何正确选择漱口液？

2. 如何正确指导患者进行口腔护理？

3. 口腔护理操作的并发症有哪些？应如何预防？

口腔护理评分标准

项目		总分/分	内容要求	标准分数/分	扣分/分	备注
准备		12	1. 护士着装整洁，仪表端庄 2. 核对医嘱及执行单 3. 核对患者信息并向其解释操作目的 4. 环境安静、安全、整洁、光线适宜 5. 洗手，戴口罩 6. 用物齐全，性能良好，符合要求	2 2 2 2 2 2		
操作过程	查对	7	1. 备齐用物至床旁，核对患者床号、姓名、腕带 2. 协助患者取侧卧位或仰卧位，头偏向一侧 3. 治疗巾铺于患者颌下，弯盘放于口角旁	2 3 2		
	评估口腔	15	1. 润湿口唇 2. 打开口腔护理包 3. 用压舌板轻轻撑开颊部，昏迷患者或牙关紧闭者，用开口器打开并固定 4. 评估口腔情况 5. 取下活动义齿	3 3 3 3 3		
	擦洗口腔	36	1. 协助清醒患者漱口，用无菌纱布擦去口角处水渍 2. 夹取棉球方法正确 3. 棉球湿度适宜 4. 擦洗方法正确 5. 擦洗顺序：对侧外侧面—近侧外侧面—对侧上内侧面—对侧上咬合面—对侧下内侧面—对侧下咬合面—对侧颊部—同法擦洗近侧—硬腭部—舌面—舌下。清点棉球 6. 协助清醒患者漱口 7. 用无菌纱布擦去口角处水渍 8. 再次评估口腔情况，处理口腔疾患，口唇干裂者，涂石蜡油 9. 撤去弯盘、治疗巾	2 3 2 3 18 2 2 3 1		
	操作后处理	10	1. 协助患者取舒适体位，整理床单位 2. 向患者交代注意事项 3. 整理用物 4. 洗手、记录	3 2 3 2		
指导患者		10	对患者进行正确指导和良好沟通	10		
操作质量		10	操作熟练，程序清晰，动作轻、稳、准，无菌观念强	10		
成绩评定			及　格（　　分） 不及格（　　分），关键依据：			

监考人（签名）：　　　　　　　　　　　　　　　考试时间：　　年　月　日

第三章　生命体征测量

思政之窗

　　生命体征是患者身体的"晴雨表"。2022年的冬奥会上，我国自主研制的"腋下创可贴"，使用方法简单、方便，能精准测量出人的体温，便于观察病情变化，减少了医务工作者的工作量，为助力冬奥会做出了重要贡献。对于医务工作者而言，医学不仅是一门学科，也是一项事业、一种使命。"存公于心，践实于行，德才兼备，家国情怀"，当代医学生理应谨记于心，为建设健康中国、提升国民健康水平，实现中华民族伟大复兴中国梦而不懈奋斗。

案例导入

　　王某，女，26岁，因感冒伴发热3日入院。查体：体温38.7℃，脉搏110次/分，呼吸26次/分，血压108/60mmHg。患者意识清楚，面色潮红，口唇干裂，自诉头痛、乏力、食欲不佳。

实训任务

　　护士遵医嘱为患者测量生命体征。

学习目标

　　1.能正确描述体温、脉搏、呼吸、血压的正常值。
　　2.能正确解释体温、脉搏、呼吸、血压的生理变化及影响因素。
　　3.能正确识别异常体温、脉搏、呼吸、血压，并采取相应的护理措施。
　　4.能正确测量和记录体温、脉搏、呼吸、血压。

操作目的

　　1.通过测量体温、脉搏、呼吸、血压，采集有关资料，为疾病的诊断、治疗、护理和预防提供依据。
　　2.通过生命体征的测量，做好病情的动态观察。

实训用物

治疗车上层：治疗盘内备已消毒的体温计、弯盘、纱布、血压计、听诊器、表、记录本、笔、手消毒液。
治疗车下层：医疗垃圾桶、生活垃圾桶。

操作流程－思维导图

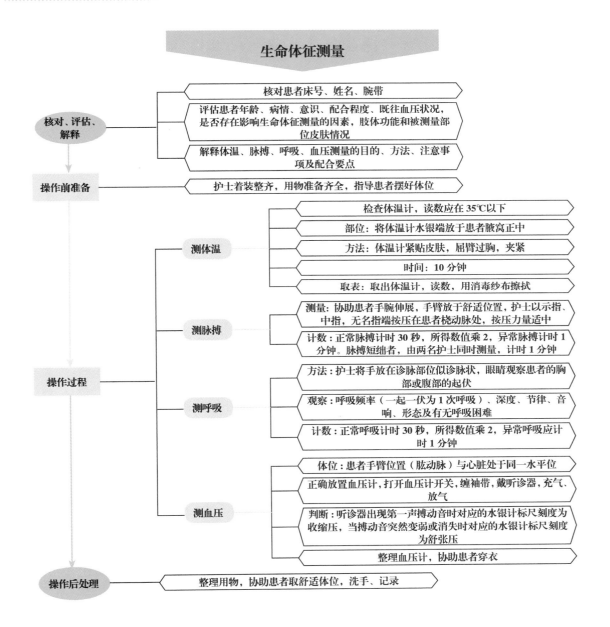

知识链接

婴幼儿体温测量的部位

婴幼儿除了肛门、腋窝可以作为测量体温的部位外，还可在以下部位进行体温测量：

　　1. 颌下：用于测量颌下颈温。方法：将体温计置于颌下颈部皮肤皱褶处，10分钟后取出。此法尤其适用于1岁以内较胖的患儿。

　　2. 背部肩胛间：用于测量背部肩胛间温。方法：患儿取去枕仰卧位，将体温计水银端经一侧（左或右）颈下插入脊柱与肩胛骨之间（斜方肌），插入长度为 4.5～6.5cm，测量时间为10分钟。该方法可作为暖箱中新生儿的常规测温方法。

　　3. 腹股沟：用于测量腹股沟温。方法：患儿取侧卧位，使其大腿与腹壁间夹角 ≤90°，将体温表水银端放于腹股沟中点处，紧贴皮肤，测量时间为10分钟。

　　此外，鼓膜及耳背也可作为婴幼儿体温测量的部位。

思考题

　　1. 体温、脉搏、呼吸、血压的正常值分别是多少？

　　2. 常见的热型有哪几种？如何区分？

　　3. 如何检查体温计？

　　4. 对体温过高的患者，应如何进行护理？

　　5. 对脉搏短绌的患者，应如何测量脉搏？

　　6. 对病情危重、呼吸微弱的患者，应如何测量呼吸？

　　7. "三凹征"是指哪"三凹"？属于哪一类型的呼吸困难？

　　8. 测量血压时，血压计袖带过松或过紧会对血压值有什么影响？

　　9. 对需要密切观察血压的患者，应做到"四定"，分别是什么？

生命体征测量评分标准

项目		总分/分	内容要求	标准分数/分	扣分/分	备注
准备		5	1. 护士着装整洁，仪表大方 2. 核对医嘱及执行单，评估患者 3. 用物齐全，性能良好，摆放合理	2 1 2		
操作过程	核对	3	1. 携用物至床旁 2. 核对患者信息并向其解释操作目的	1 2		
	测体温	12	1. 检查体温计 2. 体温计放置方法、部位正确 3. 正确指导患者摆放体位 4. 测量时间正确 5. 测量结果正确	2 2 2 2 4		
	测脉搏	10	1. 测量方法、部位正确 2. 测量时间正确 3. 测量结果正确（误差<4次/分）	4 2 4		
	测呼吸	10	1. 测量方法正确（不告知患者执行该项操作） 2. 测量时间正确 3. 测量结果正确（误差<2次/分）	4 2 4		
	测血压	32	1. 患者体位正确 2. 血压计的放置正确 3. 暴露患者上臂，袖口松紧合适 4. 系袖带的位置正确，松紧合适 5. 触摸肱动脉 6. 听诊器使用方法正确 7. 注气平稳 8. 测量结果正确（误差<4mmHg） 9. 一次听清测量数值（重复一次扣2分） 10. 放尽袖带内空气 11. 关闭血压计水银槽，方法正确 12. 协助患者穿衣 13. 整理血压计	2 2 2 4 1 3 3 4 4 1 3 1 2		
	整理	6	1. 协助患者取舒适卧位，整理床单位 2. 询问患者感受，向其交代注意事项 3. 清理用物，洗手	2 2 2		
	记录	2	记录方法正确	2		
指导患者		10	对患者进行正确指导和良好沟通	10		
操作质量		10	操作熟练，程序清晰，动作轻、稳、准，时间适宜	10		
成绩评定		及　格（　　分） 不及格（　　分），关键依据：				

监考人（签名）：　　　　　　　　　　　　　考试时间：　　年　　月　　日

第四章　鼻饲法

思政之窗

鼻饲是临床危重症患者摄取营养物质的重要途径之一。我国古代医师就已发明了"鼻饲术"，使得不能口服药物的重病患者也能顺利服药。《金匮要略·杂疗方》中记载："救卒死方：薤捣汁，灌鼻中。"这是我国最早记载的鼻饲术。宋代医师创造了管道引流鼻饲术，《圣济总录》中记载："如急风口噤，用青葱筒子灌于鼻内，口立开，大效。"如今，鼻饲技术已被广泛应用，操作者应秉持慎独精神，做到精细化操作，达到优质护理。

案例导入

李某，女，40岁，4日前因颅脑外伤、颅骨骨折入院。经治疗后病情已得到控制。目前患者意识清醒，但患者体质较弱，仍不能说话及正常吞咽。

实训任务

护士遵医嘱为患者留置胃管，给予鼻饲饮食。

学习目标

1. 能正确阐述鼻饲法的适应证、禁忌证及注意事项。
2. 能正确阐述七大营养素的功能。
3. 能正确阐述医院饮食的类别及各类饮食的原则与适用范围。
4. 能规范地应用鼻饲法进行喂食操作。
5. 能正确运用三种方法检查胃管是否在胃内。
6. 能严格执行无菌技术操作原则和"三查七对"制度。

操作目的

对下列不能经口进食的患者采用鼻胃管供给食物和药物，以维持患者的营养摄入和满足治疗的需要。

（1）昏迷患者。

（2）有口腔疾患或口腔手术后患者，因上消化道肿瘤引起吞咽困难的患者。

（3）不能张口的患者，如破伤风患者。

（4）其他患者，如早产儿、病情危重者、拒绝进食者等。

实训用物

治疗车上层：治疗盘内备鼻饲包（内有胃管、治疗碗、弯盘、镊子、血管钳、纱布、石蜡油棉球）、压舌板、50mL注射器、鼻饲饮食、温开水、吸水管、棉签、治疗巾、听诊器、胶布、别针、橡皮圈或夹子、手电筒、管道标识贴、手消毒液、护理记录单、笔。

治疗车下层：医疗垃圾桶、生活垃圾桶。

操作流程－思维导图

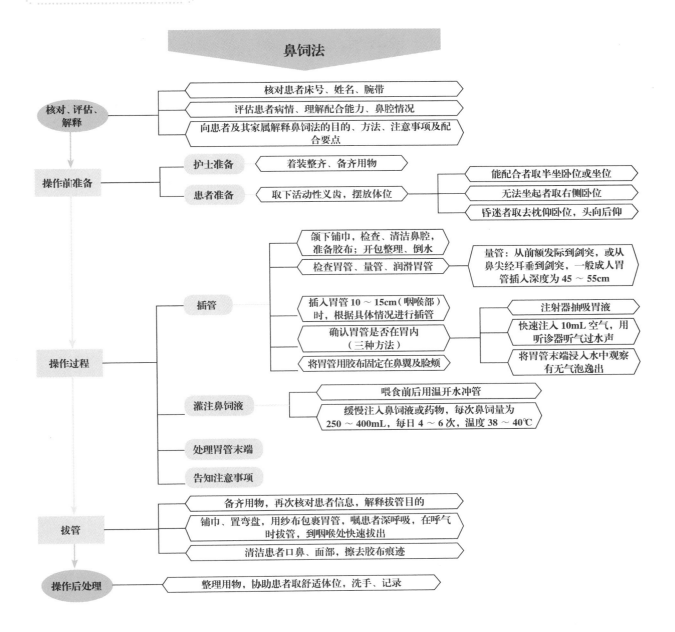

鼻饲法

核对、评估、解释
- 核对患者床号、姓名、腕带
- 评估患者病情、理解配合能力、鼻腔情况
- 向患者及其家属解释鼻饲法的目的、方法、注意事项及配合要点

操作前准备
- 护士准备：着装整齐、备齐用物
- 患者准备：取下活动性义齿，摆放体位
  - 能配合者取半坐卧位或坐位
  - 无法坐起者取右侧卧位
  - 昏迷者取去枕仰卧位，头向后仰

操作过程
- 插管
  - 颌下铺巾，检查、清洁鼻腔，准备胶布；开包整理、倒水
  - 检查胃管、量管、润滑胃管
    - 量管：从前额发际到剑突，或从鼻尖经耳垂到剑突，一般成人胃管插入深度为45～55cm
  - 插入胃管10～15cm（咽喉部）时，根据具体情况进行插管
  - 确认胃管是否在胃内（三种方法）
    - 注射器抽吸胃液
    - 快速注入10mL空气，用听诊器听气过水声
    - 将胃管末端浸入水中观察有无气泡逸出
  - 将胃管用胶布固定在鼻翼及脸颊
- 灌注鼻饲液
  - 喂食前后用温开水冲管
  - 缓慢注入鼻饲液或药物，每次鼻饲量为250～400mL，每日4～6次，温度38～40℃
- 处理胃管末端
- 告知注意事项

拔管
- 备齐用物，再次核对患者信息，解释拔管目的
- 铺巾、置弯盘，用纱布包裹胃管，嘱患者深呼吸，在呼气时拔管，到咽喉处快速拔出
- 清洁患者口鼻、面部，擦去胶布痕迹

操作后处理
- 整理用物，协助患者取舒适体位，洗手、记录

知识链接

胃管的种类

1. 橡胶胃管：由橡胶制成，其特点是管壁厚、管腔小、弹性差、质量重、有异味，对鼻咽黏膜刺激性强。橡胶胃管留置时间不超过7天，优点是灭菌后可重复使用，价格低廉。

2. 硅胶胃管：由硅胶制成，其特点是质量轻、弹性好、无异味，与组织相容性好；管壁柔软，刺激性小；管壁透明，便于观察管道内情况；价格较低廉。硅胶胃管可用于留置胃管时间较长的患者，留置时间约30天。

3. DRW胃管：是由医用高分子材料制成，其特点是前端钝化，经硅化处理，表面光滑，无异味，易顺利插入，不易损伤食管及胃黏膜；管壁显影、透明、刻度明显，操作者易于掌握插入深度；尾端有多用接头，可与注射器、吸引器等紧密连接。留置时间可达15天。

思考题

1. 鼻饲法适用于哪些患者？

2. 鼻饲插管前，患者应取哪种体位？

3. 标记胃管时，如何测量插入深度？

4. 插管至 10 ～ 15cm 时，应注意什么？

5. 若插管过程中患者出现恶心、呕吐，应如何处理？

6. 检查胃管是否在胃内，有哪些常用的方法？

7. 以鼻饲法灌注食物时，有哪些注意事项？

鼻饲法评分标准

项目		总分/分	内容要求	标准分数/分	扣分/分	备注
准备		10	1. 护士着装整洁，举止端庄 2. 核对医嘱及执行单 3. 核对患者信息，向其解释操作目的 4. 评估患者（病情、配合情况、鼻腔情况等） 5. 洗手，戴口罩 6. 用物齐全，性能良好，符合要求	1 2 2 2 2 1		
操作过程	插胃管	34	1. 再次核对患者信息 2. 患者体位正确 3. 颌下铺巾 4. 检查、清洁鼻腔，准备胶布 5. 开包整理、倒水 6. 检查胃管、量管 7. 润滑胃管 8. 插管方法正确，深度适宜 9. 正确掌握昏迷患者的插管方法 10. 正确处理插管过程中出现的异常情况 11. 判断胃管位置的方法正确 12. 胃管固定牢固、美观	2 2 2 3 2 5 2 5 2 2 5 2		
	喂食	21	1. 注入流质食物的方法、速度正确 2. 注入流质食物的量、温度、时间正确 3. 喂食前后用温开水冲管 4. 管口包扎、固定妥善 5. 正确清洁患者口鼻、面部 6. 指导患者注意事项，整理用物 7. 洗手、记录（鼻饲时间、量）	3 5 4 2 2 3 2		
	拔管	12	1. 携用物至床旁 2. 核对、评估患者，解释操作目的 3. 铺巾、置弯盘 4. 拔管方法正确 5. 清洁患者面部，协助漱口，取舒适卧位	2 2 2 4 2		
	整理	3	1. 整理床单位、用物 2. 洗手、记录	2 1		
指导患者		10	对患者进行正确指导和良好沟通	10		
操作质量		10	操作熟练，程序清晰，动作轻、稳、准，时间适宜	10		
成绩评定			及　格（　　分） 不及格（　　分），关键依据：			

监考人（签名）：　　　　　　　　　　　　　　考试时间：　　年　　月　　日

第五章　胃肠减压术

思政之窗

　　作为医学生，应发扬追求卓越、努力奋进、不断创新的精神，力争在平凡的岗位上做不平凡的事。舒慧玲护士拥有一双善于发现的眼睛，为有效解决胃肠道手术后由于携带多种管路而给患者带来不良体验感的问题，她研究发明了留置胃肠减压器护理服和多功能护理裤，不仅解放了患者的双手，还提升了患者的舒适感。

案例导入

　　刘某，男，51岁，间断上腹部隐痛3天，今晨于田间劳作时，突感上腹部剧烈疼痛，伴呕吐，呕吐物为胃内容物，遂来院就诊。查体：体温36.8℃，脉搏87次/分，呼吸24次/分，血压126/87mmHg。腹部膨隆，未见肠型及蠕动波，腹式呼吸减弱，下腹压痛阳性，听诊肠鸣音亢进。X线检查提示肠袢胀气，可见多个气液平面。诊断：急性肠梗阻。

实训任务

　　护士遵医嘱为患者做胃肠减压。

学习目标

　　1.能正确叙述胃肠减压术的操作目的及注意事项。

　　2.能正确实施胃肠减压术操作。

　　3.能正确处理胃肠减压术操作中出现的问题。

　　4.操作过程中严格履行查对制度。

　　5.能与患者进行良好的沟通交流，正确指导患者配合操作。

操作目的

　　1.减轻肠梗阻患者腹胀等症状，抽出肠梗阻近端的气体、液体，以减轻对肠壁的压力。

　　2.用于胃肠道手术的术前准备，缓解胃肠道胀气，有利于术中手术野的暴露。

　　3.用于术后减轻吻合口的张力，促进愈合。

实训用物

治疗车上层：弯盘内置 2 个无菌碗，棉签 1 包，一次性胃管包（内有弯盘、消毒棉球、纱布、一次性薄膜手套、胃管、镊子 2 把、石蜡油棉球、20mL 或 50mL 注射器 1 个），手电筒，压舌板，胶布，听诊器，安全别针，负压吸引器 / 球，手消毒液，一次性垫巾。

治疗车下层：医疗垃圾桶、生活垃圾桶。

操作流程 – 思维导图

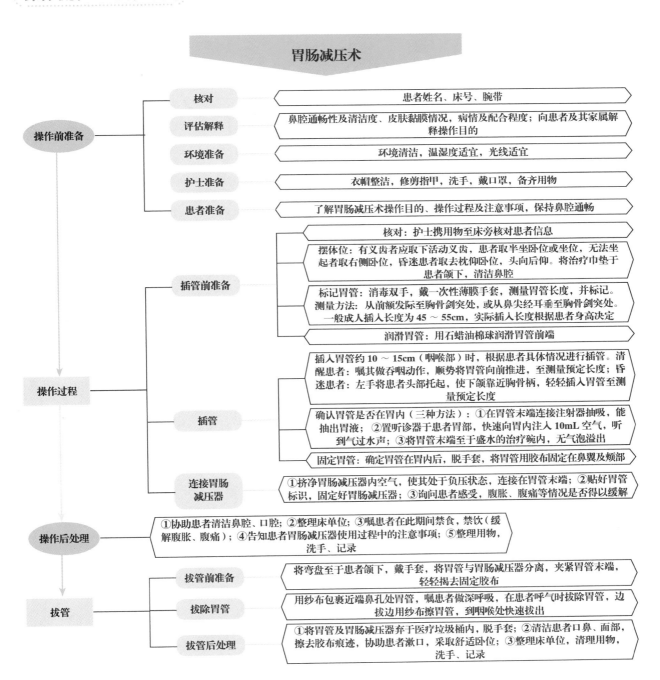

胃肠减压术

操作前准备
- 核对 —— 患者姓名、床号、腕带
- 评估解释 —— 鼻腔通畅性及清洁度、皮肤黏膜情况，病情及配合程度；向患者及其家属解释操作目的
- 环境准备 —— 环境清洁，温湿度适宜，光线适宜
- 护士准备 —— 衣帽整洁，修剪指甲，洗手，戴口罩，备齐用物
- 患者准备 —— 了解胃肠减压术操作目的、操作过程及注意事项，保持鼻腔通畅

操作过程
- 插管前准备
  - 核对：护士携用物至床旁核对患者信息
  - 摆体位：有义齿者应取下活动义齿，患者取半坐卧位或坐位，无法坐起者取右侧卧位，昏迷患者取去枕仰卧位，头向后仰。将治疗巾垫于患者颌下，清洁鼻腔
  - 标记胃管：消毒双手，戴一次性薄膜手套，测量胃管长度，并标记。测量方法：从前额发际至胸骨剑突处，或从鼻尖经耳垂至胸骨剑突处。一般成人插入长度为 45 ~ 55cm，实际插入长度根据患者身高决定
  - 润滑胃管：用石蜡油棉球润滑胃管前端
- 插管
  - 插入胃管约 10 ~ 15cm（咽喉部）时，根据患者具体情况进行插管。清醒患者：嘱其做吞咽动作，顺势将胃管向前推进，至测量预定长度；昏迷患者：左手将患者头部托起，使下颌靠近胸骨柄，轻轻插入胃管至测量预定长度
  - 确认胃管是否在胃内（三种方法）：①在胃管末端连接注射器抽吸，能抽出胃液；②置听诊器于患者胃部，快速向胃内注入 10mL 空气，听到气过水声；③将胃管末端至于盛水的治疗碗内，无气泡溢出
  - 固定胃管：确定胃管在胃内后，脱手套，将胃管用胶布固定在鼻翼及颊部
- 连接胃肠减压器
  - ①挤净胃肠减压器内空气，使其处于负压状态，连接在胃管末端；②贴好胃管标识，固定好胃肠减压器；③询问患者感受，腹胀、腹痛等情况是否得以缓解

操作后处理
- ①协助患者清洁鼻腔、口腔；②整理床单位；③嘱患者在此期间禁食，禁饮（缓解腹胀、腹痛）；④告知患者胃肠减压器使用过程中的注意事项；⑤整理用物，洗手、记录

拔管
- 拔管前准备 —— 将弯盘至于患者颌下，戴手套，将胃管与胃肠减压器分离，夹紧胃管末端，轻轻揭去固定胶布
- 拔除胃管 —— 用纱布包裹近端鼻孔处胃管，嘱患者做深呼吸，在患者呼气时拔除胃管，边拔边用纱布擦胃管，到咽喉处快速拔出
- 拔管后处理 —— ①将胃管及胃肠减压器弃于医疗垃圾桶内，脱手套；②清洁患者口鼻、面部，擦去胶布痕迹，协助患者漱口，采取舒适卧位；③整理床单位，清理用物，洗手、记录

知识链接

胃肠减压术的禁忌证

1. 近期有上消化道出血史。
2. 严重食管静脉曲张。
3. 食管阻塞。
4. 严重的心、肺功能不全，支气管哮喘。
5. 极度衰弱。
6. 鼻腔、食管手术后。
7. 鼻咽部有癌肿、急性炎症或肿胀。
8. 鼻息肉、鼻中隔偏曲。

思考题

1. 胃肠减压术的适应证有哪些？

2. 为胃肠胀气患者施行胃肠减压术，操作过程中如果患者出现呛咳、呼吸困难、发绀，应如何处理？

3. 胃肠减压术中，连接负压吸引器时有哪些注意事项？

4. 急性肠梗阻患者在胃肠减压过程中易出现哪些并发症？如何预防？

5. 简述胃管拔出的指征。

胃肠减压术评分标准

项目		总分/分	内容要求	标准分数/分	扣分/分	备注
准备		7	1. 护士着装整洁，举止端庄 2. 核对医嘱及执行单 3. 核对患者信息并解释操作目的 4. 评估患者（病情、配合情况、鼻腔情况等） 5. 护士洗手，戴口罩 6. 用物齐全，性能良好，符合要求	1 1 2 1 1 1		
操作过程	插胃管	48	1. 核对、解释 2. 患者卧位正确 3. 颌下铺巾 4. 检查、清洁鼻腔，准备胶布 5. 开包整理、倒水 6. 检查胃管、量管 7. 润滑胃管 8. 插管方法正确，深度适宜 9. 正确掌握昏迷患者插管方法 10. 正确处理插管过程中出现的异常情况 11. 判断胃管位置的方法正确 12. 胃管固定牢固、美观	2 2 2 2 4 6 2 6 6 6 6 4		
	连接负压吸引装置	10	1. 调整减压装置 2. 打开胃管末端，连接紧密 3. 固定于衣领处 4. 整理床单位、用物 5. 洗手、记录（引流液颜色、性状、量）	1 2 2 2 3		
	拔管	10	1. 核对、解释 2. 用物准备齐全 3. 正确分离负压吸引器 4. 拔管方法正确 5. 清洁鼻腔，协助患者取舒适卧位	2 2 2 2 2		
	整理	5	1. 整理床单位、用物 2. 洗手、记录（引流液颜色、性状、量）	3 2		
指导患者		10	对患者进行正确指导和良好沟通	10		
操作质量		10	操作熟练、程序清晰，动作轻、稳、准	10		
成绩评定			及　格（　　　分） 不及格（　　　分），关键依据：			

监考人（签名）：　　　　　　　　　　　　　　　考试时间：　　　年　　月　　日

第六章　留置导尿术

思政之窗

中医药文化是中华优秀传统文化的重要组成部分和典型代表，有着自己独特的理论体系及治疗方法，为中华民族的繁衍昌盛和促进世界医学的发展做出了卓越的贡献。中国古代书籍中记载了很多护理知识及技术。例如，孙思邈在《备急千金要方》中提出的"津液不通，以葱叶除尖头，纳阴茎孔中，深三寸，微用口吹之，胞胀，津液大通便愈"，被称为"葱叶导尿法"，是最早记载的人工导尿术，为后世治疗"癃闭"提供了依据。

案例导入

刘某，女，56岁，因发现卵巢囊肿27天，于2023年4月24日入院。查体：患者精神状态良好，意识清楚，体温36.7℃，心率98次/分，呼吸18次/分，血压150/99 mmHg。妇科检查：外阴已产式，阴道畅。腹部可触及囊性包块，大小约15cm×10cm，无压痛。实验室检查：妇科B超提示盆腔内偏右侧探及一无回声暗区，大小约15.1cm×6.4cm×10.8cm，形态规则，壁光滑，透声好。双肾膀胱B超提示双肾、膀胱未见异常，双肾输尿管上段及下段无明显扩张。诊断为卵巢囊肿。医生拟于2023年4月26日进行手术治疗，根据医嘱，术前1小时行留置导尿。

实训任务

护士遵医嘱为患者实施留置导尿术。

学习目标

1. 能正确叙述留置导尿术的目的及意义。
2. 能正确进行留置导尿操作。

3. 能正确说出为不同性别患者行留置导尿术的注意事项。

4. 操作过程严格遵循无菌技术操作原则。

5. 操作过程中严格执行查对制度。

6. 能正确处理留置导尿过程中出现的问题。

7. 能与患者进行良好的沟通交流，并对患者进行正确的健康教育。

操作目的

1. 抢救危重、休克患者时，正确记录每小时尿量，以密切观察患者的病情变化。

2. 用于盆腔手术前排空膀胱，使膀胱持续保持空虚状态。

3. 泌尿系统疾病手术后留置导尿管，便于引流和冲洗，减轻手术切口的张力，促进切口的愈合。

4. 为尿失禁或会阴部有伤口的患者引流尿液，以保持会阴部的清洁干燥。

5. 用于尿失禁患者的膀胱功能训练。

实训用物

治疗车上层：一次性导尿包（包括初步消毒、再次消毒和导尿用物。初步消毒用物有小方盘，内盛数个消毒棉球、镊子、纱布、手套，再次消毒及导尿用物有弯盘、气囊导尿管、消毒棉球至少4个、镊子2把、自带无菌液体的10mL注射器、石蜡油棉球、标本瓶、纱布、集尿袋、方盘、孔巾、手套、外包治疗巾），手消毒液，一次性治疗巾或小橡胶单，浴巾，尿管标识，防脱管标识。

治疗车下层：便盆及便盆巾、医疗垃圾桶、生活垃圾桶。

操作流程 – 思维导图

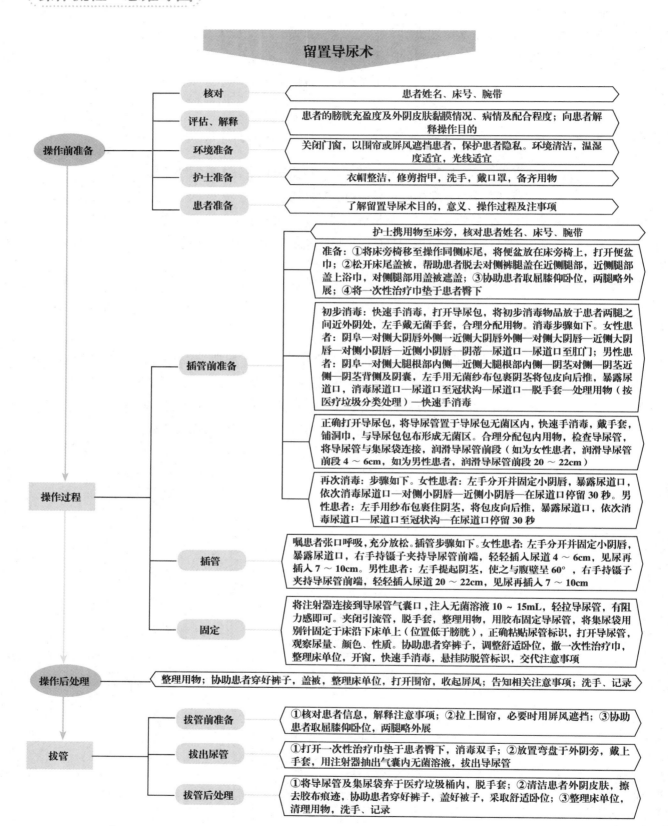

留置导尿术

操作前准备

核对 —— 患者姓名、床号、腕带

评估、解释 —— 患者的膀胱充盈度及外阴皮肤黏膜情况、病情及配合程度；向患者解释操作目的

环境准备 —— 关闭门窗，以围帘或屏风遮挡患者，保护患者隐私。环境清洁，温湿度适宜，光线适宜

护士准备 —— 衣帽整洁，修剪指甲，洗手，戴口罩，备齐用物

患者准备 —— 了解留置导尿术目的，意义、操作过程及注事项

操作过程

—— 护士携用物至床旁，核对患者姓名、床号、腕带

插管前准备

准备：①将床旁椅移至操作同侧床尾，将便盆放在床旁椅上，打开便盆巾；②松开床尾盖被，帮助患者脱去对侧裤腿盖在近侧腿部，近侧腿部盖上浴巾，对侧腿部用盖被遮盖；③协助患者取屈膝仰卧位，两腿略外展；④将一次性治疗巾垫于患者臀下

初步消毒：快速手消毒，打开导尿包，将初步消毒物品放于患者两腿之间外阴处，左手戴无菌手套，合理分配用物。消毒步骤如下。女性患者：阴阜—对侧大阴唇外侧—近侧大阴唇外侧—对侧大阴唇—近侧大阴唇—对侧小阴唇—近侧小阴唇—阴蒂—尿道口—尿道口至肛门；男性患者：阴阜—对侧大腿根部内侧—近侧大腿根部内侧—阴茎对侧—阴茎近侧—阴茎背侧及阴囊，左手用无菌纱布包裹阴茎将包皮向后推，暴露尿道口，消毒尿道口—尿道口至冠状沟—尿道口—脱手套—处理用物（按医疗垃圾分类处理）—快速手消毒

正确打开导尿包，将导尿管置于导尿包无菌区内，快速手消毒，戴手套，铺洞巾，与导尿包包布形成无菌区。合理分配包内用物，检查导尿管，将导尿管与集尿袋连接，润滑导尿管前段（如为女性患者，润滑导尿管前段 4～6cm，如为男性患者，润滑导尿管前段 20～22cm）

再次消毒：步骤如下。女性患者：左手分开并固定小阴唇，暴露尿道口，依次消毒尿道口—对侧小阴唇—近侧小阴唇—在尿道口停留 30 秒。男性患者：左手用纱布包裹住阴茎，将包皮向后推，暴露尿道口，依次消毒尿道口—尿道口至冠状沟—在尿道口停留 30 秒

插管 —— 嘱患者张口呼吸，充分放松。插管步骤如下。女性患者：左手分开并固定小阴唇，暴露尿道口，右手持镊子夹持导尿管前端，轻轻插入尿道 4～6cm，见尿再插入 7～10cm。男性患者：左手提起阴茎，使之与腹壁呈 60°，右手持镊子夹持导尿管前端，轻轻插入尿道 20～22cm，见尿再插入 7～10cm

固定 —— 将注射器连接到导尿管气囊口，注入无菌溶液 10～15mL，轻拉导尿管，有阻力感即可。夹闭引流管，脱手套，整理用物，用胶布固定导尿管，将集尿袋用别针固定于床沿下床单上（位置低于膀胱），正确粘贴尿管标识，打开导尿管，观察尿量、颜色、性质。协助患者穿裤子，调整舒适卧位，撤一次性治疗巾，整理床单位，开窗，快速手消毒，悬挂防脱管标识，交代注意事项

操作后处理 —— 整理用物；协助患者穿好裤子，盖被，整理床单位，打开围帘，收起屏风；告知相关注意事项；洗手、记录

拔管

拔管前准备 —— ①核对患者信息，解释注意事项；②拉上围帘，必要时用屏风遮挡；③协助患者取屈膝仰卧位，两腿略外展

拔出尿管 —— ①打开一次性治疗巾垫于患者臀下，消毒双手；②放置弯盘于外阴旁，戴上手套，用注射器抽出气囊内无菌溶液，拔出导尿管

拔管后处理 —— ①将导尿管及集尿袋弃于医疗垃圾桶内，脱手套；②清洁患者外阴皮肤，擦去胶布痕迹，协助患者穿好裤子，盖好被子，采取舒适卧位；③整理床单位，清理用物，洗手、记录

知识链接

留置导尿拔管后的并发症

1. 尿频、尿急：多由于尿道黏膜刺激造成。处理措施：确保每天 2～3L 的液体摄入量。告知患者尿急和尿频是常见的留置导尿术后并发症，安抚患者情绪。

2. 残余尿：指拔除导尿管后膀胱不能排空。处理措施：鼓励患者增加液体摄入量，做好心理护理，消除患者焦虑清绪。患者第 1 次或第 2 次排尿后进行评估。进行腹部叩诊或超声检查，残余尿量 < 30mL 时，不予处理；> 50mL 时，应高度重视；数次排尿后残余量不减少者，可能需要重新留置导尿。

3. 尿频、尿痛和排尿困难：多由于尿路感染造成。处理措施：鼓励患者每天保持 2～3L 的液体摄入量，以冲洗膀胱；告知患者尿路感染的症状，发现异常及时通知医务人员，必要时进行尿培养，根据培养结果合理使用抗生素。

4. 血尿：留置导尿造成的尿道组织轻微损伤。处理措施：鼓励患者增加液体摄入量，多排尿，防止血凝块堵塞。密切观察血尿进展情况，再做进一步处理，安慰患者。

5. 失禁：多由膀胱功能受损造成。处理措施：给患者垫尿垫，教会患者做盆底肌收缩运动。失禁是留置导尿导致的短期并发症。

思考题

1. 留置导尿的适应证有哪些？

2. 导尿管多长时间更换一次？集尿袋多长时间更换一次？日常护理措施有哪些？

3. 留置导尿术后可能出现哪些并发症？如何处理？

4. 拔出导尿管前为什么要行膀胱功能训练？

5. 膀胱高度膨胀时，第一次导尿应注意什么？

留置导尿术评分标准

项目		总分/分	内容要求	标准分数/分	扣分/分	备注
准备		10	1. 护士着装整洁，举止端庄 2. 核对医嘱及执行单 3. 核对患者信息并解释操作目的 4. 评估患者（病情、配合情况、外阴情况等） 5. 护士洗手，戴口罩 6. 用物齐全，性能良好，符合要求	1 2 2 2 2 1		
操作过程	初步消毒	19	1. 携用物至床旁，再次核对患者信息 2. 关闭门窗，使用屏风遮挡，合理放置便盆 3. 协助患者脱去裤腿，方法正确 4. 患者体位正确，铺巾方法正确 5. 消毒双手，检查导尿包方法正确 6. 初步消毒顺序、方法正确	2 2 2 3 4 6		
	再次消毒	21	1. 将导尿包置于患者两腿中间，打开导尿包 2. 戴无菌手套方法正确 3. 铺洞巾方法正确 4. 整理物品，检查导尿管 5. 准备生理盐水注射器 6. 润滑导尿管 7. 连接集尿袋 8. 再次消毒顺序、方法正确 9. 移盘方法正确，无污染	1 2 2 3 2 1 2 6 2		
	插管导尿	17	1. 指导患者放松，夹持导尿管方法正确 2. 插管部位准确、深度适宜、方法正确 3. 留取尿标本方法正确，观察尿液 4. 固定尿管方法正确 5. 固定集尿袋方法正确 6. 整理床单位，对患者进行指导 7. 洗手、记录	2 2 2 3 3 3 2		
	拔管	10	1. 核对、评估患者，解释操作目的 2. 携用物至床旁，再次核对患者信息 3. 铺巾、置弯盘 4. 拔管方法正确 5. 清洁会阴，协助患者取舒适卧位	2 2 2 2 2		
	整理	3	1. 整理床单位、用物 2. 洗手、记录	2 1		
指导患者		10	对患者进行正确指导和良好沟通	10		
操作质量		10	操作熟练，程序清晰，无菌观念强，动作轻、稳、准	10		
成绩评定			及 格（ 分） 不及格（ 分），关键依据：			

监考人（签名）：　　　　　　　　　　　考试时间：　年　月　日

第七章 灌肠法

张仲景所著《伤寒论·辨阳明病脉证并治》中记载："阳明病，自汗出，若发汗，小便自利者，此为津液内竭，虽硬不可攻之。须自欲大便，宜蜜煎导而通之。若土瓜根及猪胆汁，皆可为导。""又大猪胆一枚，泻汁，和少许法醋，以灌谷道内。如一食顷，当大便出宿食恶物，甚效。"这是我国医学史上最早记载的"灌肠法"。现代医学的发展，离不开有探索、突破精神，敢于突破常规、迎接挑战、克服困难的探索者，这是人类医学进步的最大驱动力。作为一名医学生，应学习先辈精神，推动医学向前发展，为人类提供更好的医疗健康服务。

案例导入

张某，男，58岁，因前列腺癌入院进行化疗。现为入院第5天，患者主诉腹胀、腹痛，5天未曾排便，触诊腹部较硬实且紧张，可触及包块，直肠指诊可触及粪块。

实训任务

护士遵医嘱为患者实施大量不保留灌肠法。

学习目标

1. 能正确叙述灌肠法的操作目的及注意事项。
2. 能按照正确的操作程序为患者实施大量不保留灌肠法。
3. 能够依据患者病情正确选择灌肠溶液。
4. 能处理灌肠过程中的特殊情况。
5. 操作中能与患者进行良好的沟通交流，并对患者进行正确的健康教育。

操作目的

1. 解除便秘和肠胀气。
2. 清洁肠道，为肠道手术、检查或分娩作准备。
3. 稀释并清除肠道内有害物质，减轻中毒。
4. 灌入低温液体，为高热患者降温。

实训用物

1. 治疗车上层：一次性灌肠包（内有灌肠筒、引流管、肛管1套、防水垫巾、肥皂冻1包、手套），医嘱执行本，纱布，卫生纸，弯盘，水温计，手消毒液，根据医嘱准备的灌肠液。
2. 治疗车下层：便盆、便盆巾、医疗垃圾桶、生活垃圾桶。
3. 其他：输液架。
4. 灌肠溶液：常用的灌肠溶液为0.1%～0.2%的肥皂液，生理盐水。成人每次用量为500～1000mL，小儿用量为200～500mL。溶液温度一般为39～41℃，用于降温时，温度为28～32℃；若为中暑患者，可用4℃溶液。

操作流程－思维导图

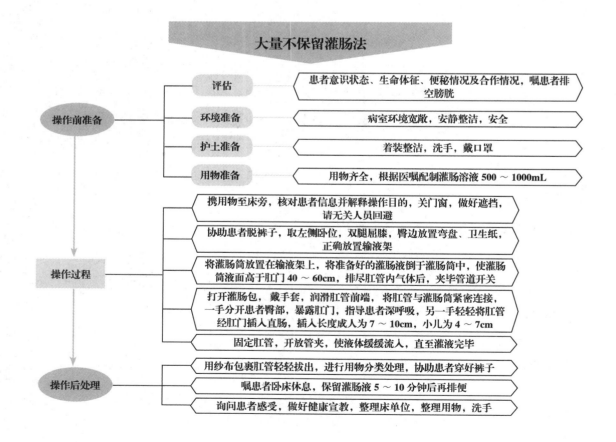

知识链接

灌肠法禁忌证

1. 对妊娠、急腹症、严重心血管疾病患者，禁止灌肠。
2. 对肝性脑病患者，禁用肥皂水灌肠。
3. 对充血性心力衰竭或钠、水潴留患者，禁用生理盐水灌肠。

思考题

1. 大量不保留灌肠的禁忌证有哪些?

2. 给伤寒患者灌肠时，对溶液高度有什么要求?

3. 为肝性脑病患者灌肠，禁用的灌肠溶液是什么?

4. 灌肠时如患者出现腹胀或便意，应如何进行护理?

5. 护士在进行灌肠操作时有哪些注意事项?

6. 如何指导患者进行有效配合?

大量不保留灌肠法评分标准

项目		总分/分	内容要求	标准分数/分	扣分/分	备注
准备		10	1. 评估患者，嘱患者排空膀胱 2. 护士着装整齐，洗手，戴口罩 3. 用物齐全，放置合理 4. 根据医嘱，溶液配制正确（量、浓度、温度）	2 1 2 5		
操作过程	插管前	13	1. 携用物至床旁，核对患者信息，解释操作目的 2. 关门窗，用屏风遮挡患者，请无关人员回避 3. 协助患者正确翻身、摆好体位 4. 铺治疗巾方法正确 5. 臀边置弯盘、卫生纸	2 3 4 2 2		
	插管	19	1. 摆放输液架，位置正确 2. 灌肠筒高度适宜 3. 戴手套，润滑肛管，肛管与灌肠筒连接紧密 4. 排气方法正确 5. 插管手法正确、深度适宜 6. 固定肛管方法正确	2 2 4 4 5 2		
	灌液	8	1. 放开管夹，观察液体流速 2. 观察并处理灌肠过程中的特殊情况	2 6		
	拔管	15	1. 拔管方法正确 2. 正确撤灌肠筒、弯盘、治疗巾 3. 脱去手套 4. 协助患者平卧，嘱保留灌肠液5～10分钟后再排便 5. 为不能下床的患者放好其所需用物 6. 正确进行便后处理	3 3 2 2 3 2		
	整理	10	1. 整理患者床单位及用物 2. 开窗通风，撤屏风 3. 清理用物，洗手、记录	4 2 4		
指导患者		10	对患者进行正确指导和良好沟通	10		
操作质量		10	操作熟练，程序清晰，动作轻、稳、准	15		
成绩评定		及　格（　　分） 不及格（　　分），关键依据：				

监考人（签名）：	考试时间：　　年　　月　　日

第八章　鼻导管给氧法

思政之窗

东汉著名医家张仲景所著《金匮要略》中记载："一人以脚踏其两肩，手少挽其发，常弦弦勿纵之，一人以手按据胸上，数动之"。最早采用人工呼吸法的就是张仲景，并且成功挽救过人的生命。鼻导管给氧法既能挽救生命，也能提高患者的生命质量作为一名医学生，我们必须坚持"以人为中心"的人本精神，关注人的生存意义和生命质量，继承先辈的创新精神，在实践中不断探索创新，传承并发扬医学科学精神。

案例导入

吴某，男，77 岁，因呼吸困难收入我院急诊科。目前患者清醒，主诉有窒息感，并处于端坐呼吸状态。查体：体温 36.5℃，脉搏 121 次 / 分，呼吸 26 次 / 分，血压 176/94mmHg。现患者面色苍白、脉搏细速、烦躁不安、双下肢水肿、间断咳出粉红色泡沫痰，听诊双肺闻及湿啰音。动脉血气分析：PaO_2（动脉血氧分压）45mmHg，$PaCO_2$（动脉血二氧化碳分压）40mmHg，SaO_2（动脉血氧饱合度）75%，pH7.40。立即给予吸氧、镇静、扩张动静脉、利尿等处理。

实训任务

护士遵医嘱为患者实施鼻导管给氧法。

学习目标

1. 能正确叙述鼻导管给氧法的操作目的及注意事项。
2. 能按照正确的操作程序，为患者实施鼻导管给氧。
3. 能够依据患者病情正确调节氧流量。
4. 能与患者进行良好的沟通交流，并对患者进行正确的健康教育。

操作目的

1. 纠正各种原因造成的缺氧状态。
2. 促进机体新陈代谢、维持生命活动。

实训用物

治疗车上层：治疗盘、氧气装置1套（含流量表、湿化瓶）、棉签、盛清洁水的小杯、纸巾、治疗卡、护理记录单、一次性吸氧管、手消毒液、污物缸，必要时备血氧饱和度监测仪。

治疗车下层：医疗垃圾桶、生活垃圾桶。

操作流程 – 思维导图

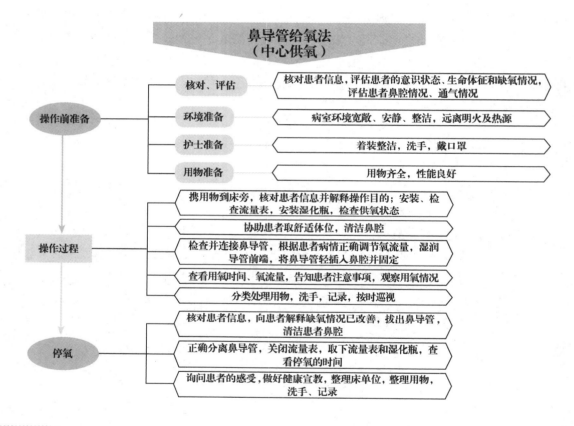

知识链接

吸氧的相关知识

适当吸氧可以起到以下作用。

1. 减轻脑力透支：超长时间的学习，缺乏必要的休息、娱乐，加上考试前的紧张情绪，很多学生患上了"考试综合征"，表现为精神疲惫、记忆力减退、反应迟钝、注意力不集中、学习效率降低等，针对这种情况，坚持每天适当吸氧，症状能得到明显改善。

2.缓解工作压力：忙碌、紧张的工作，使人们容易出现疲倦、头晕、烦躁不安、呼吸不畅、食欲减退等症状，即"办公室综合征"。若能每日吸氧3～5分钟，可改善神经紧张、心情烦躁等亚健康状态。

3.在支气管哮喘、慢性气管炎、肺气肿、心绞痛、呼吸衰竭及心力衰竭等疾病的家庭治疗中，吸氧能显著提高血氧饱和度，缓解患者的痛苦，并节省医疗费用。中老年人经常吸氧可预防心脑血管疾病，有益健康。

4.孕妇保健：怀孕期间定期吸氧，可以提高孕妇动脉血氧含量，有益于改善孕妇机体的机能状态，有利于胎儿的生长发育。

5.运动补氧：剧烈运动后及时适当吸氧，可迅速改善气促、胸闷，消除疲劳，恢复体力。

注意事项

1.严格遵守操作规程，将氧气筒放置于阴凉处，切实做好防火、防油、防热、防震，注意用氧安全。

2.及时清理患者鼻腔分泌物，保证用氧效果。

3.使用氧气时，应先调节流量后再使用。停用时，应先拔除吸氧管，再关闭氧气开关，以免操作错误，导致大量氧气突然冲入呼吸道而损伤肺部组织。

4.如果使用氧气筒，筒内氧气不可用尽，压力表上指针降至 $5kg/cm^2$ 时，不可继续使用，并在氧气筒上悬挂"空"的标志。这是为了防止灰尘进入筒内，于再次充气时引起爆炸。未使用的氧气筒，应悬挂"满"的标志，以避免急救时搬错。

思考题

1.作为责任护士执行该医嘱，治疗该患者时，应该给予的氧流量为多少？

2.针对该患者出现的症状，应在鼻导管给氧法执行过程中加入什么物质？加入的目的是什么？

3.进行鼻导管给氧法时，应向患者交代的注意事项有哪些？

4.如何观察鼻导管给氧法使用后的治疗效果？

5.请说明吸氧浓度的正确计算方法。

鼻导管给氧法（中心供氧）评分标准

项目		总分/分	内容要求	标准分数/分	扣分/分	备注
准备		16	1. 护士着装整洁，举止端庄 2. 核对医嘱及执行单 3. 核对患者信息 4. 评估患者意识状态、生命体征和缺氧情况 5. 评估鼻腔情况、通气情况 6. 病室环境安静、整洁，远离明火及热源 7. 护士洗手，戴口罩 8. 用物齐全，性能良好，符合要求	1 2 2 3 2 3 2 1		
操作过程	装表	10	1. 携用物至床旁，核对患者信息，解释操作目的 2. 安装、检查流量表 3. 安装湿化瓶	4 3 3		
	供氧	28	1. 协助患者取舒适体位 2. 清洁鼻腔 3. 检查并连接一次性鼻导管 4. 根据医嘱调节流量 5. 湿润、检查鼻导管 6. 插入鼻导管 7. 固定鼻导管 8. 查看给氧时间 9. 整理床单位、用物 10. 洗手 11. 记录给氧时间、氧流量 12. 向患者交代注意事项 13. 观察用氧情况（病情改善情况）	1 2 2 3 3 3 2 2 1 3 1 3 2		
	停氧	26	1. 核对患者信息，向患者解释缺氧已改善 2. 拔管 3. 清洁鼻部 4. 正确分离鼻导管 5. 关流量表，取下流量表及湿化瓶 6. 查看停止给氧的时间 7. 询问患者感受，做好宣教 8. 整理床单位 9. 处理用物 10. 洗手 11. 记录停止用氧时间，病情改善情况	3 2 2 3 3 2 2 2 3 2 2		
指导患者		10	对患者进行正确指导和良好沟通	10		
操作质量		10	操作熟练，程序清晰，动作轻、稳、准	10		
成绩评定			及　格（　　　分） 不及格（　　　分），关键依据：			

监考人（签名）：	考试时间：　　年　　月　　日

第九章　经口鼻吸痰术

思政之窗

当患者由于不能自行清除呼吸道分泌物或误吸呕吐物而出现呼吸困难时，经口鼻吸痰术能快速清理呼吸道，挽救患者生命。在临床护理工作中，护士不仅要熟练掌握技术操作、重视吸痰效果，还应综合分析患者的病情及感受，带着爱心、耐心、责任心，急患者之所急、想患者之所想、帮患者之所需，主动构建和谐护患关系，努力践行社会主义核心价值观。

案例导入

患者，男，65岁，因反复咳嗽、咳痰20余年，气喘2年，加重半天入院，诊断为慢性支气管炎急性发作。查体：体温39.1℃，脉搏121次/分，呼吸36次/分，血压148/100mmHg。患者神志模糊，口唇发绀，呼吸急促，可闻及痰鸣音。

实训任务

护士遵医嘱为患者行经口鼻吸痰术。

学习目标

1. 能正确叙述经口鼻吸痰的目的及注意事项。
2. 能熟练执行经口鼻吸痰术，做到操作规范，流程清晰，动作轻、稳、准，时间适宜。
3. 能熟练操作保持气道通畅的方法。
4. 能与患者进行良好的沟通交流，并对患者进行正确的健康教育。

操作目的

1. 清除呼吸道分泌物，保持呼吸道通畅。
2. 促进呼吸功能，改善肺通气。
3. 预防并发症的发生。

实训用物

中心负压装置或负压吸引器、治疗盘、治疗碗、吸痰包或吸痰管数根、纱布、听诊器、无菌生理盐水、手消毒液、医疗垃圾桶、生活垃圾桶。

操作流程－思维导图

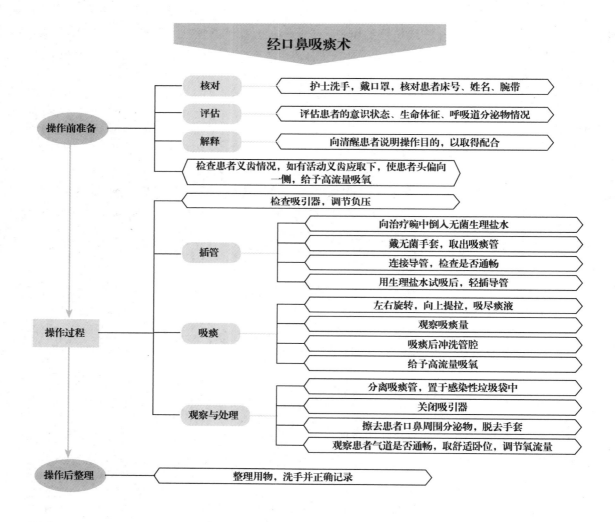

经口鼻吸痰术

操作前准备
- **核对**　护士洗手，戴口罩，核对患者床号、姓名、腕带
- **评估**　评估患者的意识状态、生命体征、呼吸道分泌物情况
- **解释**　向清醒患者说明操作目的，以取得配合
- 检查患者义齿情况，如有活动义齿应取下，使患者头偏向一侧，给予高流量吸氧

操作过程
- 检查吸引器，调节负压
- **插管**
  - 向治疗碗中倒入无菌生理盐水
  - 戴无菌手套，取出吸痰管
  - 连接导管，检查是否通畅
  - 用生理盐水试吸后，轻插导管
- **吸痰**
  - 左右旋转，向上提拉，吸尽痰液
  - 观察吸痰量
  - 吸痰后冲洗管腔
  - 给予高流量吸氧
- **观察与处理**
  - 分离吸痰管，置于感染性垃圾袋中
  - 关闭吸引器
  - 擦去患者口鼻周围分泌物，脱去手套
  - 观察患者气道是否通畅，取舒适卧位，调节氧流量

操作后整理　整理用物，洗手并正确记录

知识链接

经口鼻吸痰术的相关知识

在危重患者的救治工作中，气管内吸痰是一个重要操作。较早的气管内吸痰采用的是开放式吸痰法（open endotracheal suction，OES），每次吸痰都需要将人工气道与呼吸机分离，中断机械通气并使患者气道与大气相通，同时将吸痰管暴露在大气中，因此，不可避免地会引起缺氧、交叉感染、环境污染等问题，还会造成患者血压及心律的变化。为解决以上问题，密闭式吸痰系统(closed endotracheal suction，CES) 在 20 世纪 80 年代被成功研发并开始在临床工作中使用，因其具有不中断呼吸机治疗、避免交叉感染和污染环境、减轻护理人员工作量等优点而逐步被广泛使用。

参考文献：田永明，曾利辉，廖燕 . 密闭式吸痰的研究进展 [J]. 中华护理杂志，2006(11)：1037-1039.

思考题

1. 针对气管切开的患者，应该如何进行吸痰操作？

2. 如何避免患者在吸痰时出现烦躁不安、发绀等缺氧症状？

经口鼻吸痰术评分标准

项目		总分/分	内容要求	标准分数/分	扣分/分	备注
准备		10	1. 护士着装整洁，举止端庄 2. 核对医嘱及执行单 3. 核对患者信息 4. 评估患者呼吸道分泌物情况，检查口腔及鼻腔 5. 护士洗手，戴口罩 6. 用物准备齐全，性能良好，符合要求	1 2 2 2 2 1		
操作过程	操作前准备	13	1. 携用物至床旁，核对患者信息，解释操作目的 2. 协助患者正确摆放体位，检查义齿情况 3. 给予患者高流量吸氧，方法、时间正确 4. 连接、检查吸引器性能 5. 正确调节负压	2 2 3 3 3		
	插管	20	1. 向无菌治疗碗中倒入无菌生理盐水 2. 戴无菌手套，取出吸痰管 3. 连接吸痰管与吸引器 4. 检查吸痰管是否通畅 5. 插管方法正确	4 6 2 2 6		
	吸痰	17	1. 吸痰方法正确 2. 吸痰时间适宜 3. 观察吸出痰液的量、颜色、性状等 4. 吸痰后冲管 5. 吸痰后给予患者高流量吸氧，方法、时间正确	6 4 2 2 3		
	观察整理	20	1. 分离吸痰管，将其置于感染性垃圾袋中 2. 关闭吸引器 3. 擦去患者脸部分泌物 4. 脱去手套 5. 观察患者情况 6. 进行健康教育 7. 协助患者摆好体位，整理床单位 8. 调节氧流量 9. 清理用物 10. 洗手、记录	2 2 2 1 2 2 2 2 2 3		
指导患者		10	对患者进行正确指导和良好沟通	10		
操作质量		10	操作熟练，程序清晰，无菌观念强，动作轻、稳、准	10		
成绩评定		及　格（　　　分） 不及格（　　　分），关键依据：				

监考人（签名）：　　　　　　　　　　　　　考试时间：　　年　月　日

第十章　口服给药法

思政之窗

清代著名医者刘昌祁曾说过："药能活人，亦能杀人，生死关头，间不容发，可不慎欤！"正确给药不仅关乎患者的生命安全，还与患者能否及时康复息息相关。习近平总书记多次强调要学以致用，我们要弘扬"学以致用、用以促学、学用相长"的优良传统，用毕生所学为临床患者提供优质的护理服务。

案例导入

患者，男，38岁，头晕、乏力4个月，近1个月加重并出现面色苍白、食欲下降。查体：皮肤黏膜及面色苍白。实验室检查：血常规示血红蛋白（Hb）50 g/L，红细胞（RBC）2.5×10^{12}/L，白细胞（WBC）6.7×10^{9}/L，血小板（PLT）120×10^{9}/L；铁蛋白 3.5 μg/L；大便隐血（＋）。诊断：缺铁性贫血。医嘱：硫酸亚铁 0.4 g，口服，每日 3 次。

实训任务

护士遵医嘱为患者实施口服给药。

学习目标

1. 能正确叙述口服给药法的目的及注意事项。
2. 能熟练执行口服给药法。
3. 通过学习和实践，做到认真对待患者，赢得患者的信任和尊重，做出正确的价值判断和行为选择，在社会实践中增长才干。

操作目的

1. 能阐述口服给药法的目的及注意事项。
2. 能正确执行取药、配药及发药。

实训用物

发药车上层：药盘、药杯、药匙、量杯、滴管、研钵、纱布、包药纸、饮水管、服药单、服药卡、治疗巾、小水壶（内盛温开水）。

发药车下层：医疗垃圾桶、生活垃圾桶。

操作流程－思维导图

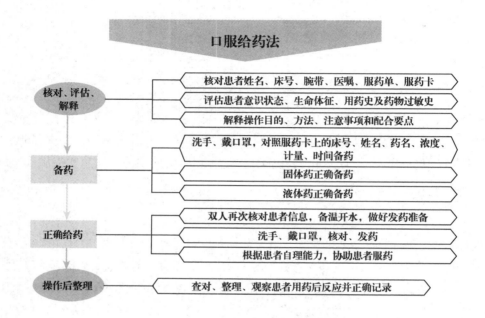

口服给药法

核对、评估、解释
- 核对患者姓名、床号、腕带、医嘱、服药单、服药卡
- 评估患者意识状态、生命体征、用药史及药物过敏史
- 解释操作目的、方法、注意事项和配合要点

备药
- 洗手、戴口罩，对照服药卡上的床号、姓名、药名、浓度、计量、时间备药
- 固体药正确备药
- 液体药正确备药

正确给药
- 双人再次核对患者信息，备温开水，做好发药准备
- 洗手、戴口罩，核对、发药
- 根据患者自理能力，协助患者服药

操作后整理
- 查对、整理、观察患者用药后反应并正确记录

知识链接

新型口服给药技术的研究进展

口服是目前临床最常用的给药途径。但是，受限于药物分子本身的理化性质、药代动力学特征以及人体复杂的生理环境，单纯依靠普通的制剂技术往往难以充分发挥药物的临床治疗效果。近年来，随着制药领域新技术的发展，运用纳米晶、脂质制剂、过饱和固体分散体等给药技术，可改善难溶性小分子药物的溶解性，提高其口服吸收率；采用吸收促进剂、酶抑制剂等促吸收技术，可有效提高生物大分子药物的胃肠道稳定性和渗透性，从而提高口服药物的生物利用度；对于慢性病治疗药物或治疗窗狭窄的药物，缓控释给药技术则可改善其药代动力学特征，实现药物治疗的增效减毒；3D 打印、数字化芯片、肠溶微针等新型给药技术的发展，则可更好地满足患者的个性化治疗需求。

参考文献：朱春柳，俞淼荣，甘勇. 新型口服给药技术的研发进展 [J]. 中国医药工业杂志，2021，52(4)：429–439.

思考题

1. 口服给药法应当遵循什么要求？在实施过程中要注意哪些方面？

2. 鼻饲患者该如何进行口服给药？

口服给药法评分标准

项目		总分/分	内容要求	标准分数/分	扣分/分	备注
素质要求		4	1. 护士仪表大方，举止端庄 2. 服装、鞋帽整洁，着装符合要求	2 2		
操作前准备		8	1. 核对患者信息，向其解释口服药物的目的，评估患者病情 2. 备药环境整洁、安全，温湿度适宜，光线适宜 3. 用物准备齐全，性能良好，符合要求 4. 洗手，戴口罩	2 1 3 2		
操作步骤	备药	40	1. 严格查对，核对服药单、服药卡 2. 服药卡按床号顺序插在药盘上 3. 仔细检查药物质量，无遗漏 4. 配药遵循先固体药后液体药的原则 5. 固体药的配药方法正确（用药匙取药），按照服药杯标签或服用先后顺序摆放 6. 液体药的配制方法正确（用量杯量取），剂量准确 7. 不足 1mL、油剂和按滴计算的药液用滴管吸取 8. 双人核对	5 5 5 5 5 5 5 5		
	发药	30	1. 备齐用物 2. 发药前查对（双人核对） 3. 服药前核对（床号、姓名、药名、剂量、浓度、方法、时间——七对） 4. 协助患者服药 5. 服药后核对 6. 询问患者的感受，进行健康教育	5 5 5 5 5 5		
	整理	4	1. 观察服药效果及不良反应 2. 收回药杯，清洁、消毒方法正确	2 2		
操作后处理		4	1. 按规定处理用物 2. 协助患者整理衣物，取舒适卧位，整理床单位 3. 洗手、查看时间，记录、签名	2 1 1		
综合评价		10	1. 正确口述注意事项 2. 操作规范，熟练有序 3. 与患者沟通合理、有效，解释符合临床实际，体现人文关怀	4 3 3		
成绩评定		及　格（　　分） 不及格（　　分），关键依据：				
监考人（签名）：				考试时间：　　年　月　日		

第十一章　皮内注射法（药物过敏试验）

思政之窗

过度利用抗生素会造成细菌耐药、二重感染、菌群紊乱等问题。为规范使用抗生素，积极应对微生物耐药带来的挑战，国家卫生行政部门印发了《抗菌药物临床应用指导原则（2015 年版）》和《国家抗微生物治疗指南》，适时更新，并联合 13 个部门制定了《遏制微生物耐药国家行动计划（2022—2025 年）》以遏制微生物耐药，这些举措旨在保护好人民的生命健康。

案例导入

卢某，女，27 岁，因左侧胸痛、发热 2 个月，加重 5 天入院。2 个月前无明显诱因出现左侧胸部隐痛，时有发热、干咳，体温最高 38.0℃。查体：体温 37.8℃，脉搏 90 次 / 分，呼吸 20 次 / 分，血压 100/70mmHg。患者神志清楚，精神差，消瘦。左下肺呼吸运动减弱、语颤增强，叩诊呈浊音，听诊呼吸音减弱，可闻及湿啰音。X 线检查：左肺野见均匀性密度增高的片状阴影。初步诊断：左下肺炎。医嘱：青霉素钠 50U，皮试。

实训任务

护士遵医嘱为患者做青霉素皮试。

学习目标

1. 能正确叙述药物过敏试验的目的及注意事项。

2. 能正确叙述发生药物过敏反应时的抢救程序。

3. 能正确进行皮试液的配制。

4. 能正确选择皮内注射部位。

5. 能熟练地操作皮内注射。

6.能严格遵守无菌技术操作原则，严格执行查对制度。

7.能与患者进行有效沟通，并对患者进行正确的健康教育。

操作目的

1.进行药物过敏试验，以观察患者有无过敏反应。

2.进行预防接种前皮试，如卡介苗。

3.作为局部麻醉的起始步骤。

实训用物

医嘱单或注射单、治疗盘、药液（根据医嘱备药）、0.9%氯化钠注射液、盐酸肾上腺素、1mL和5mL注射器、75%酒精、棉签、砂轮、污物碗、护理记录单、笔、治疗车、手消毒液、医疗垃圾桶、生活垃圾桶、锐器盒。必要时备吸氧、吸痰设备。

青霉素过敏试验药液配制方法如下。

步骤	0.9%氯化钠注射液	试验药液中青霉素钠含量	要求	要点说明
1.准备青霉素80万U	4mL	20万U/mL	溶解	用5mL注射器
2.取上述试液0.2mL	0.8mL	4万U/mL	摇匀	用1mL注射器
3.取上述试液0.1mL	0.9mL	4000U/mL	摇匀	每次配制时均需将溶液摇匀
4.取上述试液0.1mL	0.9mL	400U/mL	摇匀	配制后妥善放置，及时使用

操作流程 – 思维导图

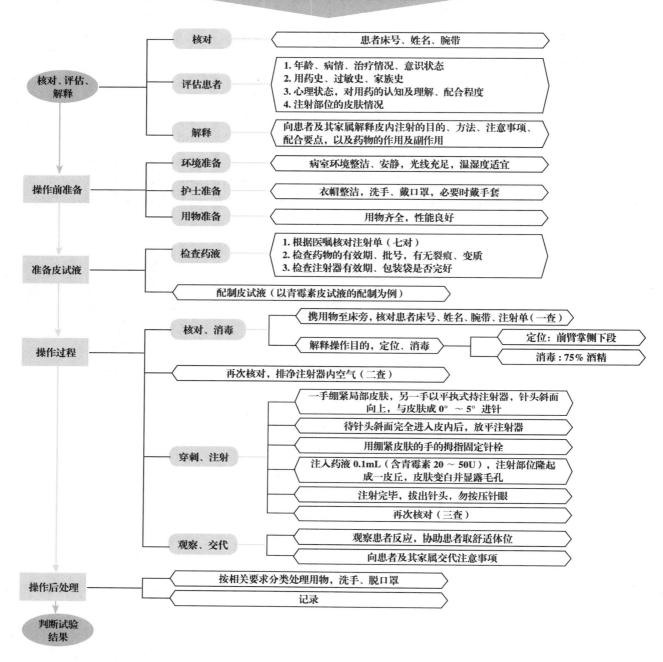

皮内注射法（药物过敏试验）

核对、评估、解释
- 核对 —— 患者床号、姓名、腕带
- 评估患者 ——
  1. 年龄、病情、治疗情况、意识状态
  2. 用药史、过敏史、家族史
  3. 心理状态，对用药的认知及理解、配合程度
  4. 注射部位的皮肤情况
- 解释 —— 向患者及其家属解释皮内注射的目的、方法、注意事项、配合要点，以及药物的作用及副作用

操作前准备
- 环境准备 —— 病室环境整洁、安静，光线充足，温湿度适宜
- 护士准备 —— 衣帽整洁，洗手、戴口罩，必要时戴手套
- 用物准备 —— 用物齐全，性能良好

准备皮试液
- 检查药液 ——
  1. 根据医嘱核对注射单（七对）
  2. 检查药物的有效期、批号，有无裂痕、变质
  3. 检查注射器有效期、包装袋是否完好
- 配制皮试液（以青霉素皮试液的配制为例）

操作过程
- 核对、消毒 ——
  - 携用物至床旁，核对患者床号、姓名、腕带、注射单（一查）
  - 解释操作目的，定位、消毒
    - 定位：前臂掌侧下段
    - 消毒：75% 酒精
- 再次核对，排净注射器内空气（二查）
- 穿刺、注射 ——
  - 一手绷紧局部皮肤，另一手以平执式持注射器，针头斜面向上，与皮肤成 0°～5° 进针
  - 待针头斜面完全进入皮内后，放平注射器
  - 用绷紧皮肤的手的拇指固定针栓
  - 注入药液 0.1mL（含青霉素 20～50U），注射部位隆起成一皮丘，皮肤变白并显露毛孔
  - 注射完毕，拔出针头，勿按压针眼
  - 再次核对（三查）
- 观察、交代 ——
  - 观察患者反应，协助患者取舒适体位
  - 向患者及其家属交代注意事项

操作后处理
- 按相关要求分类处理用物，洗手、脱口罩
- 记录

判断试验结果

知识链接

青霉素的相关知识

青霉素是从青霉菌培养液中提取的药物，是首个被发现的能够治疗人类疾病的抗生

素。青霉菌培养液中主要含有 5 种青霉素：青霉素 F、青霉素 G、青霉素 X、青霉素 K 和青霉素 V。其中以青霉素 G 作用最强，产量最高，相对稳定，符合临床及生产的要求。青霉素 G 纯品是无色或微黄色的结晶粉末，难溶于水，如与钠、钾结合形成盐后则易溶于水。

　　青霉素对革兰氏阳性菌及某些革兰氏阴性菌有较强的抗菌作用，主要用于敏感菌引起的各种急性感染。金黄色葡萄球菌、肺炎球菌、淋球菌及链球菌等对青霉素高度敏感；此外，脑膜炎双球菌、白喉棒状杆菌、破伤风梭菌及梅毒螺旋体对青霉素也很敏感。

思考题

1. 作为责任护士执行该医嘱，应该做到的"五个准确"分别是什么？

2. 应用 400 万 U/ 瓶的青霉素钠时，应如何配制过敏试验液？

3. 采用皮内注射法进行药物过敏试验常选择的注射部位是哪里？为什么？

4. 采用皮内注射法进行药物过敏试验时，应选择什么皮肤消毒剂？为什么？

5. 如何判断青霉素皮试结果？

6. 如皮试结果为阳性，应如何对患者解释和指导？

7. 实施药物过敏试验时，常规准备的急救药物是什么？其作用机制是什么？

8. 实施药物过敏试验中须注意的问题有哪些？

9. 药物过敏试验可能产生的并发症有哪些？应如何预防？

皮内注射法（药物过敏试验）评分标准

项目		总分/分	内容要求	标准分数/分	扣分/分	备注
准备		12	1. 护士着装整洁，仪表端庄 2. 核对医嘱及执行单 3. 核对患者信息 4. 评估患者（用药史、过敏史等） 5. 护士洗手，戴口罩 6. 用物齐全，性能良好，符合要求	1 2 2 4 2 1		
操作过程	查对	7	1. 严格执行查对制度 2. 根据医嘱备药、检查药物 3. 检查注射器	2 3 2		
	配制	15	1. 开启，消毒安瓿和（或）密封瓶方法正确 2. 皮试液配制方法 3. 皮试液浓度、剂量正确	2 8 5		
	注射	30	1. 携用物至床旁，核对患者床号、姓名、腕带 2. 向患者解释操作目的 3. 正确选择注射部位 4. 消毒皮肤范围、方法正确 5. 排气方法正确 6. 再次核对患者信息 7. 绷紧皮肤方法正确 8. 进针角度、深度、手法正确 9. 正确固定针栓 10. 注射剂量准确、皮丘符合要求 11. 拔针方法正确 12. 再次核对患者信息	2 2 4 2 2 2 2 6 3 3 1 1		
	观察记录	16	1. 观察患者反应 2. 协助患者取舒适体位、整理床单位 3. 交代注意事项 4. 清理用物 5. 洗手、记录 6. 20分钟后正确判断试验结果 7. 记录结果	2 1 4 2 2 3 2		
指导患者		10	对患者进行正确指导和良好沟通	10		
操作质量		10	操作熟练，程序清晰，动作轻、稳、准，无菌观念强	10		
成绩评定			及　格（　　分） 不及格（　　分），关键依据：			

监考人（签名）：　　　　　　　　　　　　考试时间：　　年　月　日

第十二章　皮下注射法

思政之窗

莫见乎隐，莫显乎微，故君子慎其独也。（《礼记·中庸》）

慎独是指一个人在独处的时候，即使没有人监督，也能严格要求自己，自觉遵守道德准则，不做任何不道德的事。慎独是儒家的道德观念和自我修养的方法之一，是一种很高的境界。护理工作是为人的生命和健康服务，护士的道德水准直接支配和影响护理行为，并对患者的生理和心理产生影响。治疗是护士平时工作的重要内容，药物的配制、使用及保管等环节都体现着慎独精神的内涵。

案例导入

刘某，男，78岁，因急性心肌梗死入院，行介入治疗术后，病情得到控制。目前患者意识清醒，术后需皮下注射低分子肝素，每12小时1次，连续3日，每次注射剂量为5000U。

实训任务

护士遵医嘱为患者进行低分子肝素皮下注射。

学习目标

1. 能解释皮下注射的概念。
2. 能叙述皮下注射法的目的、常用部位、注射原则及注意事项。
3. 能严格按照无菌操作规范要求抽吸、配制各种药物，并完成皮下注射。
4. 能严格要求自己，做到态度认真负责、严格查对、方法正确、解释合理、过程完整。

操作目的

1. 用于注入小剂量药物，以及不宜口服给药而需在一定时间内发生药效时。
2. 用于预防接种及局部麻醉。

治疗车上层：注射盘内放置盛无菌持物镊的无菌容器、皮肤消毒液（2% 碘酊、75% 酒精，或 0.5% 碘伏）、无菌棉签、无菌纱布或棉球、砂轮、弯盘、启瓶器、无菌盘、1mL 注射器、5 号或 6 号针头、药液（按医嘱准备）、医嘱卡、一次性橡胶手套、手消毒液。

治疗车下层：锐器盒、医疗垃圾桶、生活垃圾桶。

操作流程 – 思维导图

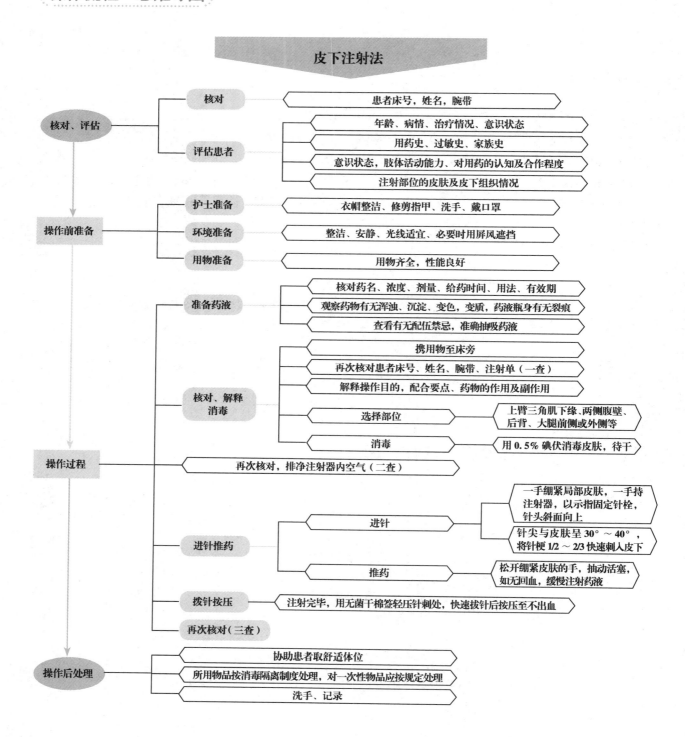

知识链接

皮下注射低分子肝素钙的相关知识

药物作用：用于预防深静脉血栓、肺动脉血栓，治疗不稳定心绞痛和心肌梗死，还用于体外循环和血液透析时抗凝，等等。与肝素相比，低分子肝素钙具有生物利用度高、抗血栓形成作用强、不良反应少等优点，因此在临床上的应用越来越广。

用药途径：皮下注射（肌内注射低分子肝素钙可致局部血肿，因此严禁肌内注射低分子肝素钙）。

用药部位：上臂三角肌下缘、腹部。

注射方法：嘱患者取平卧屈膝位或坐位；注射前按摩局部皮肤2分钟，至皮肤发红，消毒局部皮肤；垂直角度拔出针帽，将针头朝下，空气弹至药液上方，无须排气。

由于低分子肝素钙注射剂量很小，如果按常规排气，会有药液残留在注射器中，导致药液注射剂量不足。同时，由于排气不当，药液往往从针头溢出，附于针头表面，在注射中误伤表皮毛细血管，导致局部皮肤瘀斑形成。注射结束后，空气正好填充于针头内，注射器中无药液残留。

思考题

1. 作为责任护士执行皮下注射，应该做到的"三查七对"分别是什么？

2. 皮下注射法常选择哪些注射部位？为什么？

3. 皮下注射的常见并发症有哪些？如何预防及处理？

4. 皮下注射有哪些注意事项？

皮下注射法评分标准

项目		总分/分	内容要求	标准分数/分	扣分/分	备注
准备		12	1. 护士着装整洁，举止端庄 2. 核对医嘱及执行单 3. 核对患者信息 4. 评估患者（病情、用药史、过敏史、用药部位皮肤情况等） 5. 洗手，戴口罩 6. 用物齐全，性能良好，符合要求	1 2 2 4 2 1		
操作过程	查对	10	1. 严格执行查对制度 2. 根据医嘱备药 3. 检查药物质量、有无配伍禁忌 4. 检查注射器	2 3 3 2		
	抽药	8	1. 开启、消毒安瓿（或封闭瓶）方法正确 2. 准确抽吸药液	2 6		
	注射	40	1. 携用物至床旁，核对床号、姓名、腕带 2. 向患者解释操作目的 3. 协助患者取正确体位 4. 正确选择注射部位 5. 消毒皮肤范围、方法正确 6. 排气方法正确 7. 再次核对患者信息 8. 绷紧皮肤方法正确 9. 进针手法正确 10. 抽动活塞无回血 11. 固定针栓 12. 注射速度适宜 13. 观察患者反应 14. 拔针、按压方法正确 15. 再次核对患者信息	2 2 3 4 4 2 2 2 5 3 2 3 2 2 2		
	整理	10	1. 协助患者取舒适体位，整理床单位 2. 向患者交代注意事项 3. 清理用物 4. 洗手，记录	2 3 3 2		
指导患者		10	对患者进行正确指导和良好沟通	10		
操作质量		10	操作熟练，程序清晰，动作轻、稳、准，无菌观念强	10		
成绩评定		及　格（　　分） 不及格（　　分），关键依据：				

监考人（签名）：　　　　　　　　　　　　　考试时间：　　年　月　日

第十三章　肌内注射法

共和国勋章获得者钟南山院士曾说："不忘初心，牢记使命，我想，'健康所系，性命相托'，就是我们医者的初心；保障人民群众的身体健康和生命安全，就是我们医者的使命。肌内注射是护理专业的基本操作技术，其中涉及正确配药、给药、无痛技术等诸多细节，作为一名医者，要本着"急患者之所急、想患者之所想、痛患者之所痛"的职业精神，牢记医学使命，及时、正确地执行操作，并在操作中关爱患者。

案例导入

> 患者，女，33岁，两年来倦怠疲乏、活动后气短、头痛、头晕、目眩、腹胀、恶心、食欲减退，有胃溃疡病史。查体：贫血貌，牙龈出血。血常规检查：血红蛋白80 g/L，平均红细胞体积78fL，平均红细胞血红蛋白量23 pg，血细胞比容28%；血涂片检查：红细胞小，可见多个靶形红细胞和形状不规则的红细胞。诊断：小细胞低色素性贫血。医嘱：右旋糖酐铁，100 mg，肌内注射，每日1次。

实训任务

护士遵医嘱为患者肌内注射右旋糖酐铁。

学习目标

1. 能解释肌内注射的概念。
2. 能叙述肌内注射法的目的、常用部位、操作原则及注意事项。
3. 能严格按照无菌操作规范要求抽吸、配制各种药物，并完成肌内注射。
4. 能严格要求自己，具备"爱伤观念"，将患者放在第一位，爱护和尊重患者，理解患者。

操作目的

1. 用于注射刺激性较强或药量较大的药物。
2. 用于不宜或不能静脉注射，且要求比皮下注射更快产生疗效时。

实训用物

治疗车上层：注射盘内放置盛无菌持物镊的无菌容器、皮肤消毒液（2% 碘酊、75% 酒精，或 0.5% 碘伏）、无菌棉签、无菌纱布或棉球、砂轮、弯盘、启瓶器、无菌盘、2mL 或 5mL 注射器、6 号或 7 号针头、药液（按医嘱准备）、医嘱卡、一次性橡胶手套、手消毒液。

治疗车下层：锐器盒、医疗垃圾桶、生活垃圾桶。

操作流程 – 思维导图

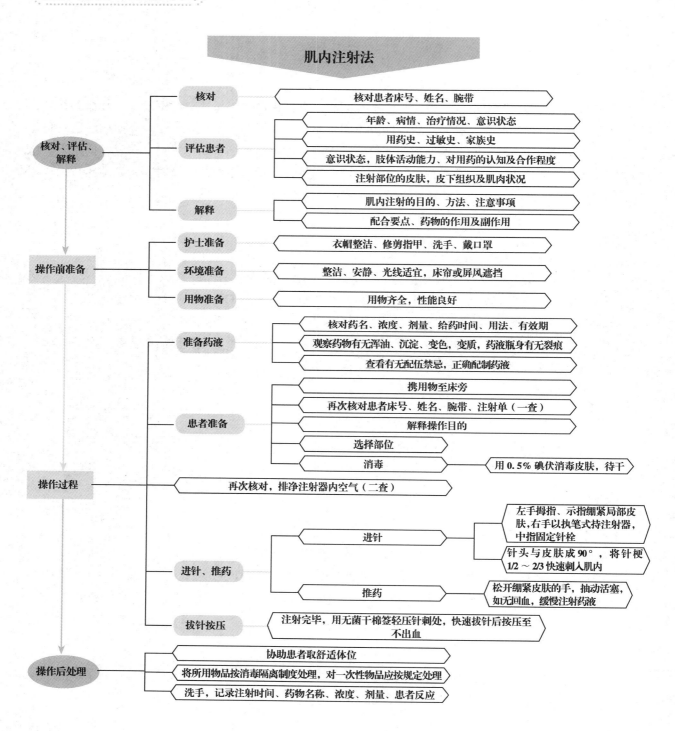

肌内注射常用部位及定位方法如下表所示。

肌内注射常用注射部位及定位方法

注射部位	定位方法	步骤
臀大肌 （最常用）	十字法	从臀裂顶点向左或向右侧做一水平线，然后从髂嵴最高点做一垂线，将一侧臀部分为 4 个象限，其外上象限为注射部位，注意避开内角
	连线法	从髂前上棘至尾骨做一连线，其外上 1/3 处为注射部位
臀中肌 臀小肌	构角法	以示指尖和中指尖分别置于髂前上棘与髂嵴下缘处，在髂嵴、示指、中指之间构成一个三角形区域，此区域为注射部位
	三横指法	髂前上棘外侧 3 横指处（以患者的手指宽度为标准）
股外侧肌	—	大腿中段外侧约 7.5cm 宽、膝关节上 10cm、髋关节下 10cm 处
上臂三角肌	—	取上臂外侧，肩峰下 2 至 3 横指处，此处肌肉较薄，只可作小剂量注射

知识链接

特殊患者的肌内注射法

1. 严重水肿患者：应选用较长的针头，行深部注射，进针长度为针梗长度的 3/4，注射前先用左手按压注射部位皮肤，将水肿液推向一侧后再进针，目的是让穿刺点不在各层组织的同一位置，以防止药液和水肿液在拔针后反溢或外渗，注射后按压数分钟。

2. 肥胖患者：应选用较长的针头，行深部注射。最近有研究者发现肥胖人士进行臀部注射时，常规的针头无法达到满意的注射效果。这是由于其臀部脂肪太厚，药物停留在脂肪组织中，阻碍了药物的吸收。

3. 出血性疾病及凝血功能障碍患者：应选用较细的针头，目的是减少组织损伤，治疗时（在无配伍禁忌情况下）尽量集中用药，减少穿刺次数，注射完毕拔针时，应用棉球按压至穿刺点无出血为止。应特别注意的是，按压时不要揉穿刺点，以免造成局部皮下渗血。

思考题

1. 肌内注射法常选择的注射部位有哪些?

2. 对于 2 岁以下的婴幼儿一般不做臀大肌肌内注射的原因是什么?

3. 肌内注射法可能产生的并发症有哪些? 应如何预防?

4. 肌内注射有哪些注意事项?

5. 执行肌内注射时应该遵循什么原则?

思考题

肌内注射法评分标准

项目		总分 / 分	内容要求	标准分数 / 分	扣分 / 分	备注
准备		12	1. 护士着装整洁，举止端庄 2. 核对医嘱及执行单 3. 核对患者信息 4. 评估患者（病情、用药史、过敏史、注射部位皮肤情况等） 5. 护士洗手，戴口罩 6. 用物齐全，性能良好，符合要求	1 2 2 4 2 1		
操作过程	查对	10	1. 严格执行查对制度 2. 根据医嘱备药 3. 检查药物质量、有无配伍禁忌 4. 检查注射器	2 3 3 2		
	抽药	8	1. 开启、消毒安瓿（或密封瓶）方法正确 2. 抽吸药液方法正确、剂量准确，不漏药，不污染	2 6		
	注射	40	1. 携用物至床旁，核对患者床号、姓名、腕带 2. 向患者解释操作目的，用床帘或屏风遮挡 3. 患者体位适宜 4. 正确选择注射部位（使用两种定位方法） 5. 消毒皮肤范围、方法正确 6. 注射器排气方法正确 7. 再次核对患者信息 8. 正确绷紧皮肤 9. 进针手法正确 10. 抽动活塞，无回血 11. 固定针栓 12. 注射速度适宜 13. 观察患者反应 14. 拔针、按压方法正确 15. 再次核对患者信息	2 2 3 4 4 2 2 2 5 3 2 3 2 2 2		
	整理	10	1. 协助患者取舒适体位，整理床单位 2. 向患者交代注意事项 3. 清理用物 4. 洗手，记录	2 3 3 2		
指导患者		10	对患者进行正确指导和良好沟通	10		
操作质量		10	操作熟练，程序清晰，动作轻、稳、准，无菌观念强	10		
成绩评定			及　格（　　　分） 不及格（　　　分），关键依据：			

监考人（签名）：　　　　　　　　　　　　　考试时间：　　　年　　月　　日

第十四章 静脉注射法

思政之窗

　　某医院护士未仔细阅读药物说明书，违反操作规范，在 3 分钟内将 50% 葡萄糖注射液 40mL+ 氨茶碱 0.25g 静脉推注入患者体内，导致患者死亡。静脉注射是护理常用技能之一，但因违反操作规范而导致的医疗事故却屡见不鲜，因此在临床工作中护士当严于律己、慎独慎微，更好地履行自己的工作职责。

案例导入

　　刘某，男，22 岁，进行篮球比赛后，回宿舍途中突然晕倒，由 120 送入急诊。查体：体温 36.2℃，脉搏 97 次 / 分，呼吸 20 次 / 分，血压 105/73mmHg。急查血糖为 1.7 mmol/L，确诊为低血糖性休克。医嘱：50% 葡萄糖溶液 30mL，静脉推注，立即执行。

实训任务

　　护士遵医嘱为患者静脉注射 50% 葡萄糖溶液。

学习目标

　　1. 能正确执行静脉注射操作。

　　2. 能正确叙述静脉注射法的目的及注意事项。

　　3. 能正确叙述抢救患者时执行口头医嘱的注意事项。

　　4. 能正确选择静脉注射穿刺部位。

　　5. 能举例说明静脉注射失败的原因。

　　6. 能在操作过程中严格遵守无菌技术操作原则并严格执行查对制度。

操作目的

1.用于当药物不宜口服、皮下注射、肌内注射，或需迅速发挥药效时。

2.进行药物过敏试验，以观察有无过敏反应。

3.配合某些诊断性检查。

实训用物

治疗车上层：治疗盘、医嘱单或注射单、药液（根据医嘱备药）、一次性注射器（根据医嘱准备）、6~9号针头，一次性静脉输液针、皮肤消毒液（2%碘酊、75%酒精或0.5%碘伏等）、棉签、无菌盘、砂轮、无菌纱布、注射用小棉枕、治疗巾、止血带、污物碗、一次性输液贴或胶布、护理记录单、笔、手消毒液、一次性橡胶手套。

治疗车下层：医疗垃圾桶、生活垃圾桶、锐器盒。

操作流程 – 思维导图

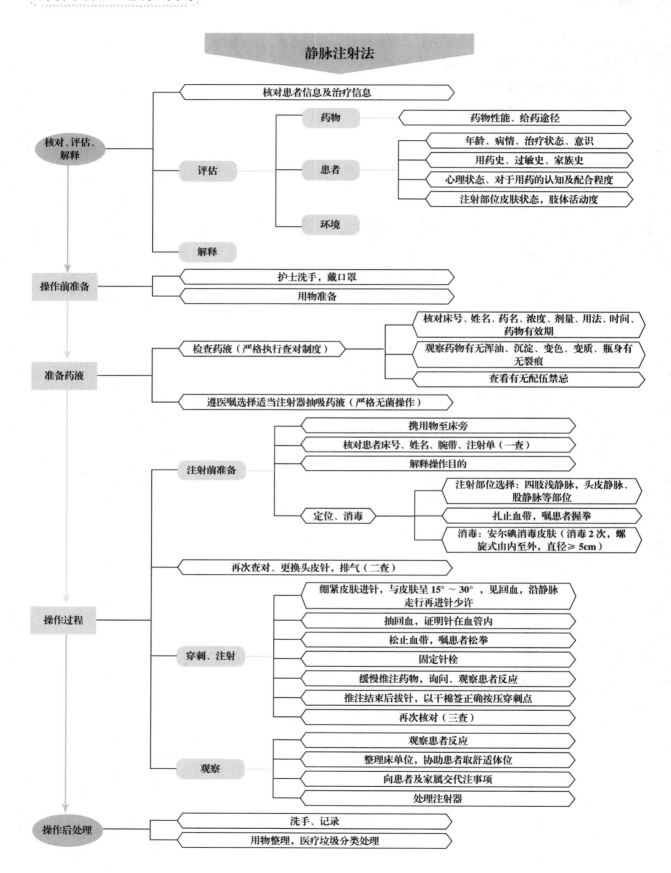

静脉注射法

核对、评估、解释
- 核对患者信息及治疗信息
- 评估
  - 药物 —— 药物性能、给药途径
  - 患者
    - 年龄、病情、治疗状态、意识
    - 用药史、过敏史、家族史
    - 心理状态、对于用药的认知及配合程度
    - 注射部位皮肤状态，肢体活动度
  - 环境
- 解释

操作前准备
- 护士洗手，戴口罩
- 用物准备

准备药液
- 检查药液（严格执行查对制度）
  - 核对床号、姓名、药名、浓度、剂量、用法、时间、药物有效期
  - 观察药物有无浑油、沉淀、变色、变质、瓶身有无裂痕
  - 查看有无配伍禁忌
- 遵医嘱选择适当注射器抽吸药液（严格无菌操作）

操作过程
- 注射前准备
  - 携用物至床旁
  - 核对患者床号、姓名、腕带、注射单（一查）
  - 解释操作目的
  - 定位、消毒
    - 注射部位选择：四肢浅静脉，头皮静脉、股静脉等部位
    - 扎止血带，嘱患者握拳
    - 消毒：安尔碘消毒皮肤（消毒2次，螺旋式由内至外，直径≥5cm）
- 再次查对、更换头皮针，排气（二查）
- 穿刺、注射
  - 绷紧皮肤进针，与皮肤呈15°～30°，见回血，沿静脉走行再进针少许
  - 抽回血，证明针在血管内
  - 松止血带，嘱患者松拳
  - 固定针栓
  - 缓慢推注药物，询问、观察患者反应
  - 推注结束后拔针，以干棉签正确按压穿刺点
  - 再次核对（三查）
- 观察
  - 观察患者反应
  - 整理床单位，协助患者取舒适体位
  - 向患者及家属交代注意事项
  - 处理注射器

操作后处理
- 洗手、记录
- 用物整理，医疗垃圾分类处理

知识链接

静脉注射与密闭式静脉输液的区别

1. 注射药物量：静脉注射药物量通常在 50mL 以下，密闭式静脉输液液体量多为 50mL 以上。静脉注射多应用于限制体液量的患者，以减轻对于心肺造成的负荷。

2. 药物代谢动力学：静脉注射给药时间短，药物达到药效峰值时间也较短，药物可迅速发挥治疗作用，多应用在抢救中。密闭式静脉输液给药时间相对较长，血药浓度在较长的时间范围内维持稳定。

3. 药物安全：不同药物的不良反应不同，对于静脉的刺激性及机体的作用亦有所不同。因此，在选择用药方法时还应注意考虑用药安全。

思考题

1. 哪些药物禁用于静脉注射，为什么？

2. 静脉注射药物的速度有哪些要求？请举例说明。

3. 执行静脉注射时，应如何选择注射部位？

4. 推注对组织有强烈刺激性的药物有哪些注意事项？应如何进行操作？

5. 静脉注射可能产生的并发症有哪些？应如何预防？

6. 静脉注射失败的常见原因有哪些？

7. 如何防止药物外溢？发生药物外溢后应该如何处理？

8. 静脉注射过程中的观察、询问要点有哪些？

9. 静脉注射碘过敏试验法，如何判断碘造影剂试验结果？

静脉注射法评分标准

项目		总分/分	内容要求	标准分数/分	扣分/分	备注
准备		12	1. 护士着装整洁，仪表端庄 2. 核对医嘱及执行单 3. 核对患者信息并解释操作目的 4. 评估患者（用药史、过敏史等） 5. 护士洗手，戴口罩 6. 用物齐全，性能良好，符合要求	1 2 2 4 2 1		
操作过程	查对	7	1. 严格执行查对制度 2. 根据医嘱备药、检查药物 3. 检查注射器	2 3 2		
	抽药	10	1. 开启、消毒安瓿和（或）密封瓶方法正确 2. 抽吸药液、排气方法正确 3. 无菌盘操作方法正确	2 5 3		
	注射	40	1. 携用物至床旁，核对床号、姓名、腕带 2. 向患者解释操作目的 3. 正确选择注射部位 4. 扎止血带位置正确，松紧适宜 5. 消毒皮肤范围、方法正确 6. 更换头皮针、排气方法正确 7. 再次核对患者信息 8. 正确绷紧皮肤 9. 进针角度、深度及手法正确 10. 松止血带，嘱患者松拳 11. 正确固定针栓 12. 缓慢推药，询问、观察患者反应 13. 拔针、按压穿刺部位方法正确 14. 再次核对患者信息	2 2 4 3 3 3 2 2 6 2 2 6 1 2		
	观察记录	11	1. 观察患者反应 2. 协助患者取舒适体位、整理床单位 3. 向患者交代注意事项 4. 清理用物 5. 洗手、记录	2 1 4 2 2		
指导患者		10	对患者进行正确指导和良好沟通	10		
操作质量		10	操作熟练，程序清晰；动作轻、稳、准，无菌观念强	10		
成绩评定		及　格（　　分） 不及格（　　分），关键依据：				
监考人（签名）：				考试时间：　　年　月　日		

第十五章　氧气雾化吸入法

思政之窗

　　我国吸入给药操作历史悠久，如《黄帝内经》中就有通过鼻腔给药进行急救的记载，《备急千金要方》中也有关于使用药物蒸汽治疗中风口噤不语的记载。如今大量研究表明，蒸汽吸入疗法在治疗呼吸系统、循环系统疾病方面已然取得了良好疗效，特别是在儿科疾病的治疗中，该疗法能够更好地提升患儿用药的依从性。中医药是中华民族的瑰宝，它凝聚着中华民族深邃的智慧和几千年的健康理念及实践经验。作为医者，应传承精华，守正创新，让中国人民乃至世界人民享受中医药带来的益处。

案例导入

　　李某，男，67岁，因慢性咳嗽、咳黄痰、活动后气促10余年，再发加重伴发热2天入院。患者10余年前开始出现反复咳嗽、咳痰，活动后胸闷、气促，咳痰量少，色黄，2天前因感冒，上述症状加重，同时伴有发热，痰不易咳出。既往吸烟史47年，每日1包。查体：体温39℃，呼吸28次/分，脉搏93次/分，血压133/84mmHg。患者神志清，半坐卧位，精神萎靡，口唇紫绀，张口呼吸，颈静脉充盈，桶状胸，两肺呼吸音减低，可闻及湿啰音。辅助检查：X线胸片提示慢性支气管炎，肺气肿征像；肺功能：$FEV_1<40\%$。初步诊断：慢性阻塞性肺疾病（COPD）急性加重期。医嘱：布地奈德混悬液2mg，雾化吸入，1日2次。

实训任务

　　护士遵医嘱为患者施行氧气雾化吸入。

学习目标

　　1.能正确阐述氧气雾化吸入的目的及注意事项。

　　2.能正确叙述氧气雾化吸入常用药物及治疗目的。

　　3.能正确叙述氧气雾化吸入的原理。

4. 能正确执行氧气雾化吸入操作。

5. 能正确听诊肺部痰鸣音。

6. 能在操作过程中严格遵守无菌技术操作原则。

7. 能在操作过程中严格执行查对制度。

8. 能与患者进行良好的沟通交流，并对患者进行正确的健康教育。

操作目的

1. 湿化气道，减少呼吸道黏膜刺激。

2. 预防和控制呼吸道感染。

3. 改善通气功能。

4. 镇咳、祛痰，稀释痰液，减轻呼吸道黏膜水肿。

实训用物

治疗车上层：治疗盘、医嘱单或治疗单、雾化吸入器、药液（根据医嘱备药）、氧气装置一套、弯盘、漱口杯、卫生纸、护理记录单、笔、手消毒液。

治疗车下层：医疗垃圾桶、生活垃圾桶。

操作流程－思维导图

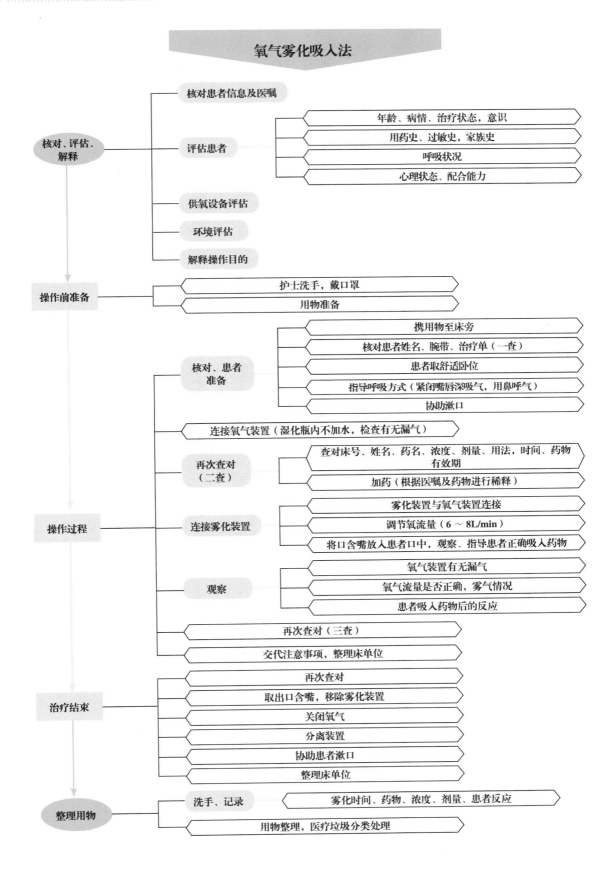

知识链接

雾化吸入祛痰药物与其他吸入药物的配伍相容性

药品	N-乙酰半胱氨酸	氨溴索	布地奈德	倍氯米松	氟替卡松	沙丁胺醇	特布他林	异丙托溴铵
N-乙酰半胱氨酸	–	NI	C	NI	NI	1C	1C	C
氨溴索	NI	–	NI	NI	NI	NI	NI	1C
布地奈德	C	NI	–	NI	X	C	C	C
倍氯米松	NI	NI	NI	–	NI	NI	NI	NI
氟替卡松	NI	NI	X	NI	–	C	C	C
沙丁胺醇	C	NI	C	NI	C	–	X	C
特布他林	1C	NI	C	NI	C	X	–	C
异丙托溴铵	C	1C	C	NI	C	C	C	–
备注	C：有临床研究确证特定混合物的稳定性和相容性； 1C：来自生产厂家的报告确证特定混合物的稳定性和相容性； NI：评价配伍稳定性证据不充分，除非将来有证据证明可行； X：有证据确认或建议，特定混合物不能配伍。							

参考文献：雾化祛痰临床应用的中国专家共识．中华结核和呼吸杂志，2021，44（4）．

思考题

1. 雾化吸入的常见并发症有哪些？发生原因是什么？有什么临床表现？应如何预防？

2. 雾化吸入过程中有哪些观察要点？

3. 影响雾化吸入治疗效果的因素有哪些？

4. 口含雾化器与面罩雾化器应该如何选择？

5. 常见的雾化吸入药物有哪些？雾化吸入时，哪些情况需要加入 0.9% 氯化钠溶液？为什么？

6. 如何正确指导患者咳嗽、咳痰，以及呼吸功能锻炼？

氧气雾化吸入法评分标准

项目		总分/分	内容要求	标准分数/分	扣分/分	备注
准备		12	1. 护士着装整洁，仪表端庄 2. 核对医嘱及执行单 3. 核对患者信息并解释操作目的 4. 评估患者（呼吸状况、用药史、过敏史等） 5. 护士洗手，戴口罩 6. 用物齐全，性能良好，符合要求	1 2 2 4 2 1		
操作过程	查对	7	1. 严格执行查对制度 2. 根据医嘱备药、检查药物 3. 检查供氧装置	2 3 2		
	雾化吸入	49	1. 携用物至床旁 2. 核对床号、姓名、腕带 3. 患者体位正确 4. 雾化吸入方法指导正确 5. 协助患者漱口，连接氧气装置 6. 再次核对患者信息 7. 洗手方法正确 8. 加药手法正确 9. 连接氧气雾化装置方法正确 10. 检查氧气装置是否漏气 11. 调节氧流量正确 12. 口含嘴放置正确 13. 观察氧流量 14. 观察患者吸入方法及吸入药物后的反应 15. 雾化结束，再次核对患者信息 16. 取下口含嘴方法正确 17. 卸除氧气装置方法正确 18. 协助患者漱口，擦干患者面部	2 2 3 6 2 2 3 4 2 2 3 3 4 4 2 1 2 2		
	观察记录	12	1. 观察患者反应 2. 协助患者取舒适体位、整理床单位 3. 向患者交代注意事项 4. 清理用物 5. 洗手、记录	3 1 4 2 2		
指导患者		10	对患者进行正确指导和良好沟通	10		
操作质量		10	操作熟练，程序清晰，动作轻、稳、准，无菌观念强	10		
成绩评定		及　格（　　分） 不及格（　　分），关键依据：				
监考人（签名）：			考试时间：　　年　月　日			

第十六章　密闭式周围静脉输液法

思政之窗

　　静脉内治疗起源于 19 世纪。1831 年苏格兰暴发了霍乱，Thomas Latta （托马斯·拉塔）实验性地给一个患者输入了盐水溶液，挽救了患者的生命。从此之后，静脉输液法进入快速发展时期，并在之后的发展中逐步得到完善。静脉输液法是临床护士必须掌握的常规护理操作技术，使用得当不仅能有效减轻患者的症状，还能提高工作效率，减少医患纠纷。作为一名医务人员，应牢记使命，提高临床护理操作技术，为我国人民的生命安全提供保障。

案例导入

　　　　李某，56 岁。因发热、咳嗽来院就诊，诊断为上呼吸道感染。医嘱：0.9% 氯化钠注射液 250mL＋青霉素 480 万 U，静脉滴注；5% 葡萄糖注射液 250mL＋利巴韦林 400mg，静脉滴注。

实训任务

　　护士遵医嘱为患者进行静脉输液。

学习目标

　　1. 能够正确叙述静脉输液的目的。
　　2. 能够正确实施密闭式周围静脉输液操作。
　　3. 能够正确阐述常见输液障碍的原因。
　　4. 能够正确预防输液障碍的发生。
　　5. 能够树立以患者为中心的护理理念，培养慎独精神和认真负责的工作态度。

操作目的

　　1. 补充水分及电解质，预防和纠正水、电解质及酸碱平衡紊乱。
　　2. 增加循环血量，改善微循环，维持血压及微循环灌注量。

3. 供给营养物质，维持正氮平衡。

4. 输入药物，治疗疾病。

实训用物

治疗车上层：治疗盘、胶布或输液贴、止血带、输液卡、输液巡视卡、输液瓶贴、输液器、笔、表、一次性垫巾、手消毒液、0.5% 聚维酮碘溶液、棉签、弯盘等。必要时备小夹板、一次性输液针头、剪刀等。

治疗车下层：锐器盒、医疗垃圾桶、生活垃圾桶。

操作流程 – 思维导图

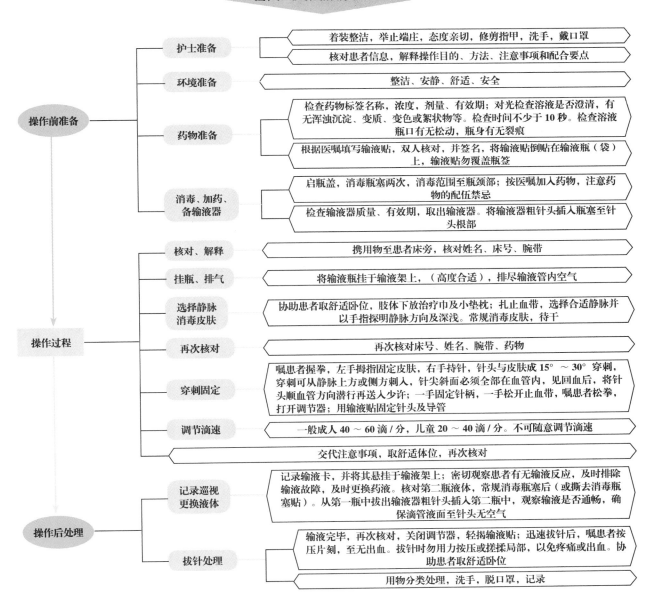

密闭式周围静脉输液法

操作前准备

护士准备
- 着装整洁，举止端庄，态度亲切，修剪指甲，洗手，戴口罩
- 核对患者信息，解释操作目的、方法、注意事项和配合要点

环境准备
- 整洁、安静、舒适、安全

药物准备
- 检查药物标签名称，浓度，剂量、有效期；对光检查溶液是否澄清，有无浑浊沉淀、变质、变色或絮状物等。检查时间不少于 10 秒。检查溶液瓶口有无松动，瓶身有无裂痕
- 根据医嘱填写输液贴，双人核对，并签名，将输液贴倒贴在输液瓶（袋）上，输液贴勿覆盖瓶签

消毒、加药、备输液器
- 启瓶盖，消毒瓶塞两次，消毒范围至瓶颈部；按医嘱加入药物，注意药物的配伍禁忌
- 检查输液器质量、有效期，取出输液器。将输液器粗针头插入瓶塞至针头根部

操作过程

核对、解释
- 携用物至患者床旁，核对姓名、床号、腕带

挂瓶、排气
- 将输液瓶挂于输液架上，（高度合适），排尽输液管内空气

选择静脉消毒皮肤
- 协助患者取舒适卧位，肢体下放治疗巾及小垫枕；扎止血带，选择合适静脉并以手指探明静脉方向及深浅。常规消毒皮肤，待干

再次核对
- 再次核对床号、姓名、腕带、药物

穿刺固定
- 嘱患者握拳，左手拇指固定皮肤，右手持针，针头与皮肤成 15° ～ 30° 穿刺，穿刺可从静脉上方或侧方刺入，针尖斜面必须全部在血管内，见回血后，将针头顺血管方向潜行再送入少许；一手固定针柄，一手松开止血带，嘱患者松拳，打开调节器；用输液贴固定针头及导管

调节滴速
- 一般成人 40 ～ 60 滴 / 分，儿童 20 ～ 40 滴 / 分。不可随意调节滴速

- 交代注意事项，取舒适体位，再次核对

操作后处理

记录巡视更换液体
- 记录输液卡，并将其悬挂于输液架上；密切观察患者有无输液反应，及时排除输液故障，及时更换药液。核对第二瓶液体，常规消毒瓶塞后（或撕去消毒瓶塞贴）。从第一瓶中拔出输液器粗针头插入第二瓶中，观察输液是否通畅，确保滴管液面至针头无空气

拔针处理
- 输液完毕，再次核对，关闭调节器，轻揭输液贴；迅速拔针后，嘱患者按压片刻，至无出血。拔针时勿用力按压或搓揉局部，以免疼痛或出血。协助患者取舒适卧位
- 用物分类处理，洗手，脱口罩，记录

知识链接

常用的其他静脉输液部位

1. 下肢常用的浅静脉有大隐静脉、小隐静脉和足背静脉网，但下肢静脉有静脉瓣，容易形成血栓，因此下肢的浅静脉不作为静脉输液时的首选部位。小儿常用足背静脉，但因其容易引起血栓性静脉炎，因此成人不主张用足背静脉。

2. 由于头皮静脉分布较广，且表浅易见、不宜滑动、便于固定，因此常用于小儿静脉输液。常用的头皮静脉有颞浅静脉、额静脉、枕静脉和耳后静脉。

3. 锁骨下静脉和颈外静脉常用于中心静脉插管，适用于需要长期输液或需要静脉输注高营养的患者。

思考题

1. 如何合理选择静脉输液部位？

2. 如何合理调节输液速度？

3. 常见的输液故障有哪些？应如何处理？

4. 输液时发生静脉痉挛导致滴注不畅时应如何处理？

5. 常见的输液反应有哪些？应如何护理？

6. 输液微粒污染的危害有哪些？如何防止和消除微粒污染？

7. 静脉输注青霉素时，常规准备哪种急救药物？其作用机制是什么？

8. 患者在静脉输液时不慎发生空气栓塞，最有可能导致患者死亡的栓塞部位在哪？

密闭式静脉输液法评分标准

<table>
<tr><th colspan="2">项目</th><th>总分/分</th><th>内容要求</th><th>标准分数/分</th><th>扣分/分</th><th>备注</th></tr>
<tr><td colspan="2">准备</td><td>12</td><td>1. 护士着装整洁，举止端庄
2. 核对医嘱及执行单
3. 核对患者信息并解释操作目的
4. 评估患者（病情、用药史、过敏史等）
5. 洗手，戴口罩
6. 用物齐全，性能良好，符合要求</td><td>1
2
2
4
2
1</td><td></td><td></td></tr>
<tr><td rowspan="6">操作过程</td><td>药物准备</td><td>11</td><td>1. 严格执行查对制度
2. 根据医嘱准备药液，检查药液
3. 填写、粘贴瓶贴
4. 消毒瓶塞
5. 检查输液器，插输液器方法正确</td><td>2
2
2
2
3</td><td></td><td></td></tr>
<tr><td>穿刺前准备</td><td>10</td><td>1. 携用物至床旁，核对床号、姓名、腕带
2. 输液架放置合理
3. 将输液瓶挂于输液架上、备好输液贴
4. 排气手法正确、一次排气成功</td><td>2
1
2
5</td><td></td><td></td></tr>
<tr><td>穿刺</td><td>19</td><td>1. 正确选择血管
2. 应用止血带方法正确、松紧适宜
3. 消毒皮肤范围、方法正确
4. 再次核对患者信息，嘱患者握拳
5. 穿刺手法正确
6. 进针角度、深度适宜
7. 松止血带、拳头、调节器（三松）</td><td>2
2
3
3
3
3
3</td><td></td><td></td></tr>
<tr><td>固定调速</td><td>9</td><td>1. 固定方法正确
2. 调节滴速（根据病情、年龄、药物性质来调节）
3. 再次核对</td><td>2
5
2</td><td></td><td></td></tr>
<tr><td>整理</td><td>6</td><td>1. 协助患者取舒适卧位、整理床单位、交代注意事项
2. 洗手、填写输液巡视卡，整理用物</td><td>3
3</td><td></td><td></td></tr>
<tr><td>拔针</td><td>13</td><td>1. 确认全部液体输注完毕
2. 携拔针用物至床旁、再次核对床号、姓名、腕带
3. 拔针方法正确
4. 协助患者取舒适体位
5. 整理床单位、清理用物、做好交代
6. 洗手、记录</td><td>2
2
3
2
2
2</td><td></td><td></td></tr>
<tr><td colspan="2">指导患者</td><td>10</td><td>对患者进行正确指导和良好沟通</td><td>10</td><td></td><td></td></tr>
<tr><td colspan="2">操作质量</td><td>10</td><td>操作熟练、程序清晰，无菌观念强，动作轻、稳、准</td><td>10</td><td></td><td></td></tr>
<tr><td colspan="2">成绩评定</td><td colspan="5">及　格（　　　分）
不及格（　　　分），关键依据：</td></tr>
<tr><td colspan="2">监考人（签名）：</td><td colspan="5">考试时间：　　　年　　月　　日</td></tr>
</table>

第十七章　静脉输血

思政之窗

　　每年的 6 月 14 日是世界献血者日，这是为了纪念发现 ABO 血型系统的诺贝尔奖获得者卡尔·兰德斯坦纳。2022 年世界献血者日的活动口号是"献血是一种团结行为。加入我们，拯救生命"。该口号告诉每一个人无偿献血是无私奉献、救死扶伤的崇高行为，是血液充足供应的保障。为了合理、高效地利用这些珍贵的血液资源，无论是内科治疗、外科手术还是紧急抢救，安全输血都是其中重要一环，对于公共健康至关重要。

案例导入

　　李某，男，28 岁，因车祸伤及左侧胸腹部而急诊入院。入院时患者表情淡漠，面色苍白，脉搏细弱，出冷汗，躁动不安。查体：体温 34℃，脉搏 120 次 / 分，呼吸 24 次 / 分，血压 65/40mmHg。左季肋区外伤处有压痛，腹肌紧张，有压痛、反跳痛，叩诊移动性浊音阳性；腹腔穿刺抽出不凝固血液。实验室检查：血红蛋白 70g/L。结合 CT 检查诊断为左下位肋骨骨折、脾破裂，失血量为 1800mL 左右。为纠正失血性休克，护士遵医嘱快速输血 1000mL。

实训任务

护士遵医嘱为患者进行静脉输血。

学习目标

1. 能正确叙述静脉输血的操作目的及注意事项。
2. 能按照静脉输血的操作程序，正确为患者实施静脉输血。
3. 能够阐述常见的输血反应并掌握处理方法。
4. 能够正确预防不良输血反应的发生。
5. 能与患者进行良好的沟通交流，并对患者进行正确的健康教育。

操作目的

1. 补充血容量，纠正贫血。
2. 补充血浆蛋白、各种凝血因子、血小板、抗体、补体等血液成分。
3. 排除有害物质。

实训用物

治疗车上层：注射盘、0.5% 聚维酮碘溶液或安尔碘溶液、无菌棉签、止血带、弯盘、胶布、输液贴、一次性垫巾、输液瓶贴、输血巡视卡、笔、手消毒剂、无菌手套、一次性输血器、静脉留置针、生理盐水、剪刀、按医嘱准备血液或血制品等。

治疗车下层：医疗垃圾桶、生活垃圾桶、锐器盒。

操作流程 – 思维导图

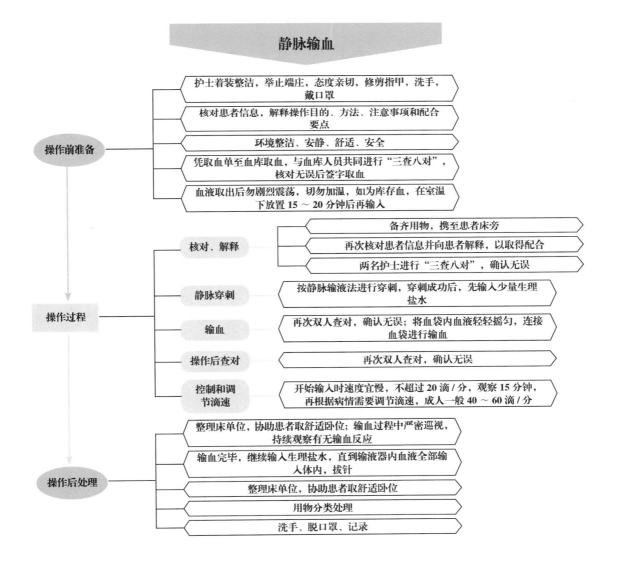

知识链接

输血技术的由来

16世纪，卡拉纳斯等人提出将一个人的血管与另一个人的血管连接进行输血，但此技术执行起来极其困难，且不实用。后来又有科学家改用硬质套管来连接输血者和受血者的血管，仍然以失败告终。不久后英国医生威廉·哈维提出了关于血液循环的理论，使人们认识到血液的运输作用，为后期的输血技术奠定了理论基础。之后的几百年内，输血技术停滞不前，到18世纪末，19世纪初，输血治疗这才有了较好的疗效，但在当时输血往往会发生严重的输血反应，直到卡尔·兰德斯坦纳发现了ABO血型，为输血成为安全、有效的医疗方法铺平了道路。20世纪初，产科医生詹姆斯·布兰德尔使用人的血液来补充妇女分娩时的失血，确立了输血在医学史上的地位。

思考题

1. 患者发生溶血反应时，为保护肾脏需碱化尿液，首选哪种药物？

2. 在溶血反应中，当凝集的红细胞溶解，大量的血红蛋白进入血浆中，此时患者出现的典型症状是？

3. 大量输血时为避免发生枸橼酸钠中毒应采取什么措施？

4. 常见的输血反应有哪些？应如何处理？

5. 静脉输血的常用方法有哪些？有哪些注意事项？

6. 静脉输血有哪些禁忌证？

静脉输血评分标准

项目		总分/分	内容要求	标准分数/分	扣分/分	备注
准备		14	1. 护士着装整洁，举止端庄 2. 核对医嘱及执行单 3. 核对患者信息并解释操作目的 4. 评估患者（病情，输血史，穿刺部位皮肤和血管情况） 5. 护士洗手，戴口罩 6. 用物齐全，性能良好，符合要求	1 3 3 4 2 1		
操作过程	取血	11	1. 严格执行查对制度 2. 根据取血单取血并和血库人员"三查八对" 3. 取血后勿剧烈震荡、加温，库存血室温下放置 15～20 分钟再输入	3 5 3		
	输血前准备	11	1. 携用物至床旁，再次核对床号、姓名、腕带 2. 检查血制品，两名护士同时进行"三查八对"，确认无误 3. 按静脉输液法完成静脉穿刺，穿刺成功后输入少量生理盐水	3 5 3		
	输血	21	1. 再次双人核对患者信息，洗手 2. 打开血袋封口，常规消毒开口处胶管 3. 将输血器针头插入胶管内 4. 将血袋挂于输液架上 5. 关闭生理盐水端调节器，打开输血导管调节器，开始输血 6. 再次双人查对 7. 开始输血时速度宜慢，观察 15 分钟，如无不良反应，再根据需要调节滴速（成人一般 40～60 滴/分） 8. 两袋血之间输入少量生理盐水冲洗管道	3 3 2 2 2 3 3 3		
	整理	7	1. 协助患者取舒适卧位，整理床单位，向患者交代注意事项 2. 洗手，记录输血时间，填写输血巡视卡，整理用物	3 4		
	拔针	16	1. 确认血液输入完毕 2. 输入少许生理盐水冲洗管道 3. 携拔针用物至床旁，再次核对床号、姓名、腕带 4. 拔针方法正确 5. 协助患者取舒适体位 6. 整理床单位，清理用物，向患者交代注意事项 7. 洗手、记录	1 3 3 2 2 3 2		
指导患者		10	对患者进行正确指导和良好沟通	10		
操作质量		10	操作熟练、程序清晰，正确执行查对制度，无菌观念强，动作轻、稳、准	10		
成绩评定		及　格（　　分） 不及格（　　分），关键依据：				
监考人（签名）：				考试时间：　　年　月　日		

第十八章　静脉血标本采集法

思政之窗

　　静脉采血是协助诊断疾病的一项重要操作，采血过程中有诸多注意事项，未按要求采血或不规范操作都会影响检验结果。因此在采血前一定要认真评估，做到严谨、慎独。"莫见乎隐，莫显乎微，故君子慎其独也。"这句出自《礼记·中庸》，意思是不要在别人见不到、听不到的地方放松对自己的要求，也不要因为细小的事情而不拘小节。保持细心和高度的责任心，严格按照标准流程进行操作是护理人员应具备的职业道德。

案例导入

　　　　刘某，男，55 岁，因 1 周来体温持续在 39 ～ 40℃入院。查体：呼吸 28 次 / 分，血压 110/70mmHg，血氧饱和度 89%。面色潮红，呼吸急促，口唇轻度发绀，意识清楚。为明确诊断，需查心肌酶、血沉及血培养。

实训任务

　　护士遵医嘱为患者做静脉血标本采集。

学习目标

　　1. 能正确叙述静脉血标本采集的目的及注意事项。

　　2. 能正确选择静脉血标本采集的血管。

　　3. 能正确叙述不同检验项目的采血顺序及采血量。

　　4. 操作过程中能严格遵循无菌技术操作原则。

　　5. 操作过程中能严格执行查对制度。

　　6. 能与患者进行良好的沟通交流，并对患者进行正确的健康教育。

操作目的

静脉血标本采集用于测定血液各项指标、查找病原体，协助诊断疾病。

实训用物

治疗车上层：治疗盘（检验申请单、标签或条形码、棉签、皮肤消毒液、止血带、一次性垫巾、胶布、弯盘、医用手套、手消毒液、一次性静脉采血针、试管架上放置真空采血管）

治疗车下层：医疗垃圾桶、生活垃圾桶、锐器盒。

操作流程 – 思维导图

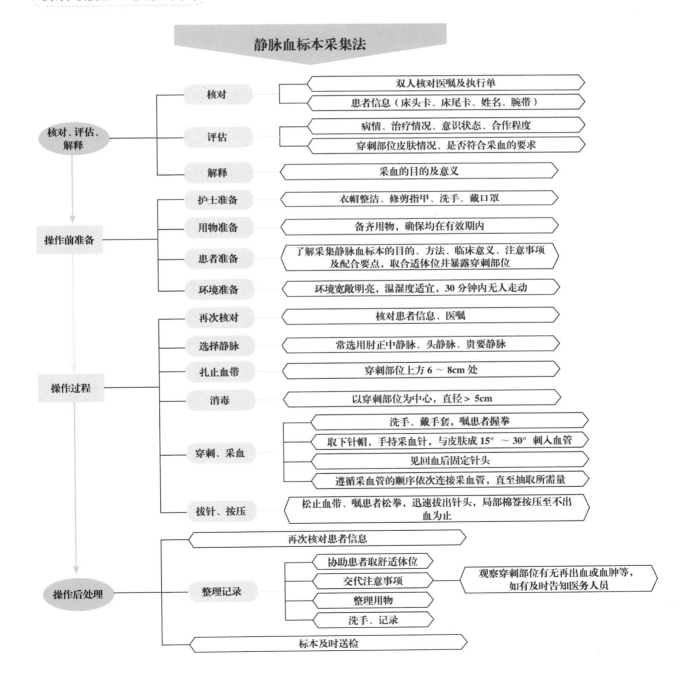

知识链接

静脉血标本采集种类

静脉血标本种类	用途
全血标本	指的是抗凝血标本。用于测定血液中的某些物质的含量，如血糖、血氨、尿素氮、血细胞计数等
血浆标本	由抗凝血经离心所得，内含凝血因子Ⅰ。用于内分泌激素、血栓等项目的检测
血清标本	由不加抗凝剂的血经离心所得。用于测定血清酶、脂类、电解质、肝功能等
血培养标本	多用于查找血液中的病原菌

思考题

1. 简述静脉血标本采集的时机，并说明原因。

2. 静脉血标本采集常选择的穿刺血管有哪些？为什么？

3. 静脉血标本采集时有哪些注意事项？

4. 一次性采集多管血标本时，注入采血管的顺序是什么？

静脉血标本采集评分标准

项目	总分/分	内容要求	标准分数/分	扣分/分	备注
准备	20	1. 护士着装整洁、举止端庄 2. 双人核对医嘱及执行单 3. 核对患者信息并解释操作目的 4. 评估患者（病情、用药史、意识状态、合作程度、穿刺部位情况等） 5. 评估患者是否符合采血的要求 6. 护士洗手，戴口罩 7. 用物齐全，性能良好、符合要求	2 3 3 4 4 2 2		
操作过程	50	1. 携用物至床旁、再次核对患者信息 2. 协助患者取舒适体位 3. 正确选择血管 4. 应用止血带方法正确、松紧适宜 5. 消毒皮肤范围、方法正确 6. 洗手 7. 戴手套 8. 再次核对患者信息，嘱患者握拳 9. 穿刺手法正确 10. 进针角度、深度适宜、一针见血 11. 固定针头 12. 连接采血管顺序正确 13. 采血至所需量 14. 松止血带，嘱患者松拳 15. 拔针方法正确	3 2 2 2 3 2 2 3 5 5 3 5 5 3 5		
整理	10	1. 再次核对患者信息 2. 协助患者取舒适体位 3. 整理床单位，清理用物，向患者交代注意事项 4. 洗手、记录	2 2 4 2		
指导患者	10	对患者进行正确指导和良好沟通	10		
操作质量	10	操作熟练、程序清晰，正确执行查对制度，无菌观念强，动作轻、稳、准	10		
成绩评定	及 格（ 分） 不及格（ 分），关键依据：				

监考人（签名）： 考试时间： 年 月 日

第十九章　血糖检测技术

思政之窗

　　糖尿病的英文名称是 diabetes mellitus，是由多病因引起胰岛素分泌不足和（或）作用缺陷，致使体内糖、蛋白质和脂肪代谢异常，以慢性高血糖为突出表现的内分泌代谢疾病。糖尿病最早出现在公元前 1 世纪，diabetes 的意思是多尿，后来发现这些多尿患者的尿液中含有糖分，就加以 mellitus 一词描述这种疾病。当时，糖尿病是不治之症，确诊即意味着死亡，而胰岛素的发现扭转了糖尿病患者的命运。百年来，人类对于胰岛素的科学探索过程堪称传奇。临床工作中我们也应该敢于开拓、勤于思考、善于思考，把握创新时代的新机会。

案例导入

　　李某，女，60 岁，3 年前无明显诱因出现多饮、多食、多尿，伴消瘦、视力模糊、手脚发麻，诊断为糖尿病，医嘱予以口服降糖药。患者平时不规则服药，血糖波动在 12.3 ～ 16.9mmol/L，尿糖（++）或（+++）。近日感尿频、尿痛，昨日起患者突然出现神志不清，呼吸深快，并伴有烂苹果味。查体可见皮肤弹性差，脉细速，血压下降。实验室检查：血糖 28mmol/L，尿素氮 7.8mmol/L，血钠 148mmol/L，白细胞 15×10^9/L，尿糖（+++），酮体（++）。门诊以 2 型糖尿病收入院。

　　入院后，除一般常规护理外，需为患者测即时血糖。

实训任务

　　护士遵医嘱为患者检测血糖。

学习目标

　　1. 能正确叙述血糖检测的目的及注意事项。
　　2. 能正确叙述糖尿病患者血糖控制目标。
　　3. 能正确使用血糖仪，并叙述注意事项。
　　4. 能正确选择标本采集部位。
　　5. 能正确、有效采血。

6. 操作过程中能严格遵循无菌技术操作原则。

7. 操作过程中能严格执行查对制度。

8. 能与患者及其家属进行有效沟通，并对患者进行正确的健康教育。

操作目的

1. 检测患者血糖水平，为制订治疗方案提供依据。

2. 协助实施病情监测，反映饮食控制、运动治疗和药物治疗的效果。

实训用物

治疗车上层：医嘱单、治疗盘（内备无菌棉签、75% 酒精、血糖仪、血糖试纸、采血笔、采血针、记录单、手消毒液）。

治疗车下层：医疗垃圾桶、生活垃圾桶、锐器盒。

操作流程 – 思维导图

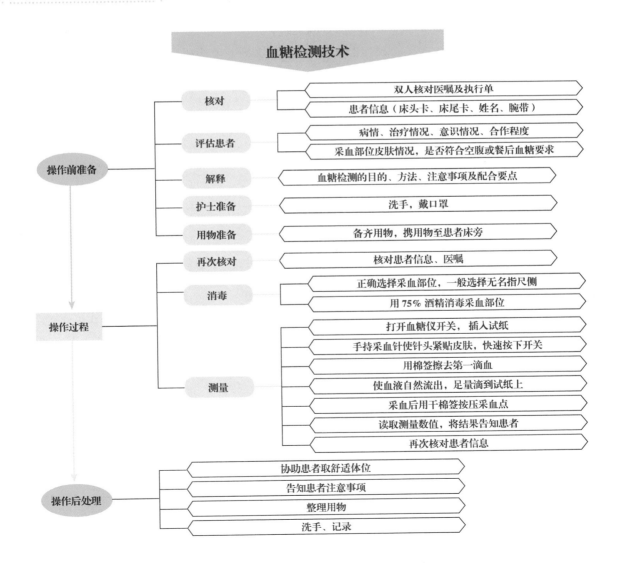

知识链接

血糖检测的方法

1. 有创检测：有创检测包括通过静脉血清/血浆、末梢血检测，在临床应用广泛，但这种方法具有依从性较差、每次检测需更换耗材、费用较高、检测的稳定性差等问题，不利于实现频繁和连续的检测。

2. 微创检测：微创检测包括动态血糖检测（主要通过皮下植入传感器）、光热原理检测和比色检测等，微创检测方法不仅解决了有创血糖检测试纸抗干扰能力弱及检测精准度低的问题，更因其具有创伤小、价格低、灵敏度高、采血量小等优势得到了愈加广泛的关注。

3. 无创检测，包括光学无创血糖检测和非光学无创血糖检测。

（1）光学无创血糖检测：目前常见的光学无创血糖检测方法主要有偏振光旋光法、光学相干断层成像法、红外光谱法等相较于其他检测方法，光学无创血糖检测方法有高灵敏度、高分辨率及高检测速率等优势。

（2）非光学无创血糖检测：包括尿液检测、组织液检测、泪液检测、汗液检测等。相较于光学无创血糖检测方法，非光学无创血糖检测方法的检测过程较为简单，检测设备对于检测环境要求较低，检测样品易于获取，便于糖尿病患者完成自主检测。

参考文献：高鑫禹，徐泽楷，陈力群.微创及无创血糖检测方法研究现状[J/OL].生物医学工程学杂志，2023，(40)2：1-8.

思考题

1. 血糖的正常范围是多少？糖尿病患者血糖的控制目标是什么？

2. 为什么常选择无名指尺侧作为采血部位？

3. 血糖有哪些来源和去路，机体是如何维持血糖稳定的？

血糖检测技术评分标准

项目		总分/分	内容要求	标准分数/分	扣分/分	备注
准备		16	1. 护士着装整洁，举止端庄 2. 双人核对医嘱及执行单 3. 核对患者信息并解释操作目的、方法、注意事项及配合要点 4. 评估患者病情、意识情况、合作程度 5. 评估采血部位皮肤情况，确定是否符合空腹或餐后血糖测定的要求等 6. 洗手，戴口罩	2 3 3 3 3 2		
操作过程	核对	5	携用物至床旁，再次核对患者信息	5		
	消毒	12	1. 正确选择采血部位 2. 消毒皮肤范围、方法正确	6 6		
	测量	37	1. 打开血糖仪开关，插入试纸，等待测量 2. 手持采血笔，将针头紧贴皮肤，快速按下开关键 3. 操作手法正确（不要挤压出血点局部，以防组织液析出） 4. 用棉签擦去第一滴血 5. 使血液自然流出，足量滴到试纸上，等待显示血糖测量值 6. 采血后用干棉签按压采血点 7. 读取测量数值，将结果告知患者 8. 操作后再次核对患者信息	5 5 6 6 6 3 3 3		
操作后处理		10	1. 协助患者取舒适卧位 2. 告知患者注意事项 3. 整理用物 4. 洗手、记录	3 3 2 2		
指导患者		10	对患者进行正确指导和良好沟通	10		
操作质量		10	操作熟练，程序清晰，动作轻、稳、准	10		
成绩评定		及　格（　　分） 不及格（　　分），关键依据：				

监考人（签名）：　　　　　　　　　　　　　　　　　考试时间：　　年　月　日

第二十章　心电监护仪的使用

思政之窗

　　心电监护仪能动态地反映患者心率、脉率、血压、呼吸、血氧等多参数的变化，是护士管理重症患者的好帮手。心电监护仪于20世纪中期第一次应用于临床，但是只能监测心电信号，不能监测其他参数。随着高集成的微处理器技术和集成电路的出现，目前心电监护仪已经能够监测十多种指标。国内的心电监测技术虽起步晚于欧美发达国家，但经过几十年的发展，我国心电监测技术已基本与国际水平持平。作为后起之秀，国产心电监测产品也开始在世界各个国家广泛应用，逐渐在全球市场占据一席之地。

案例导入

　　李某，男，68岁，有高血压病史8年，体型肥胖，吸烟史19年（每天1包），有饮酒习惯（每周2~4次，每次饮红葡萄酒50~100mL）。2年前查心电图提示Ⅱ、Ⅲ、aVF导联ST段压低，T波倒置。诊断为冠心病。遵医嘱服用药物治疗，定期复查，病情稳定。1天前因提重物后突感心前区压榨样疼痛和憋闷感、向左肩部放射，急诊入院。查体：脉搏86次/分，呼吸22次/分，血压148/94mmHg。患者表情痛苦，全身冷汗，稍感恶心，无呕吐。遵医嘱予以硝酸甘油0.5mg舌下含服及床旁心电监测。

实训任务

护士遵医嘱为患者实施心电监测及血氧饱和度监测。

学习目标

1. 能正确规范地使用心电监护仪。
2. 能正确叙述心电监护仪使用的注意事项。
3. 能正确识别心肌梗死的典型心电图表现。

操作目的

1. 及时发现患者心率及心律的变化，维持患者心率及心律的稳定。
2. 对危重患者实施持续监测，以便及时发现病情变化并及时处理。
3. 保持患者呼吸道通畅，维持正常的血氧饱和度。

实训用物

治疗车上层：多功能心电监护仪、导联线、电极片、血氧饱和度传感器、75%酒精、棉签、纱布、治疗盘、弯盘、镊子、配套的血压袖带、记录单、笔。

治疗车下层：医疗垃圾桶、生活垃圾桶。

操作流程－思维导图

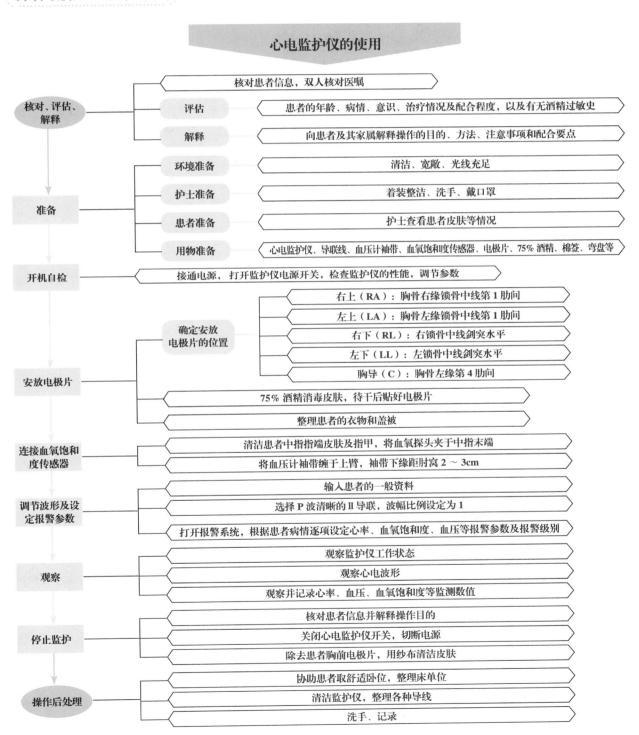

心电监护仪的使用

核对、评估、解释
- 核对患者信息，双人核对医嘱
- 评估：患者的年龄、病情、意识、治疗情况及配合程度，以及有无酒精过敏史
- 解释：向患者及其家属解释操作的目的、方法、注意事项和配合要点

准备
- 环境准备：清洁、宽敞、光线充足
- 护士准备：着装整洁、洗手、戴口罩
- 患者准备：护士查看患者皮肤等情况
- 用物准备：心电监护仪、导联线、血压计袖带、血氧饱和度传感器、电极片、75%酒精、棉签、弯盘等

开机自检
- 接通电源，打开监护仪电源开关，检查监护仪的性能，调节参数

安放电极片
- 确定安放电极片的位置
  - 右上（RA）：胸骨右缘锁骨中线第1肋间
  - 左上（LA）：胸骨左缘锁骨中线第1肋间
  - 右下（RL）：右锁骨中线剑突水平
  - 左下（LL）：左锁骨中线剑突水平
  - 胸导（C）：胸骨左缘第4肋间
- 75%酒精消毒皮肤，待干后贴好电极片
- 整理患者的衣物和盖被

连接血氧饱和度传感器
- 清洁患者中指指端皮肤及指甲，将血氧探头夹于中指末端
- 将血压计袖带缠于上臂，袖带下缘距肘窝2～3cm

调节波形及设定报警参数
- 输入患者的一般资料
- 选择P波清晰的Ⅱ导联，波幅比例设定为1
- 打开报警系统，根据患者病情逐项设定心率、血氧饱和度、血压等报警参数及报警级别

观察
- 观察监护仪工作状态
- 观察心电波形
- 观察并记录心率、血压、血氧饱和度等监测数值

停止监护
- 核对患者信息并解释操作目的
- 关闭心电监护仪开关，切断电源
- 除去患者胸前电极片，用纱布清洁皮肤

操作后处理
- 协助患者取舒适卧位，整理床单位
- 清洁监护仪，整理各种导线
- 洗手、记录

知识链接

心电监护小知识

　　心电监护仪能动态地反映患者心率、脉搏、血压、呼吸、血氧饱和度等多参数的变化，由于皮肤是不良导体，要获得良好的心电图电信号，应选择平坦的、肌肉较少处安放电极，并参照如下方法对皮肤进行处理。首先，剔除电极安放处的体毛；再轻轻摩擦电极安放处的皮肤以去除角质层；最后，用肥皂水彻底清洗皮肤，待皮肤完全干燥后安放电极。

　　血氧饱和度是指氧合血红蛋白的容量占全部可结合的血红蛋白容量的百分比。心电监护监测血氧饱和度的原理是用一定波长的红光(660nm)和红外光(940nm)透过被测组织，在脉搏波经过被测组织时，通过测量脉搏波的波峰和波谷的吸光度变化来计算出血氧饱和度。佩戴血氧饱和度传感器比连接心电导联线快得多，可以用最短的时间监测到患者的脉率和血氧饱和度，使得医护人员能快速完成对患者最基本体征的评估。

思考题

　　1. 血氧饱和度的正常值及临床意义是什么？

　　2. 如何设置心电监护仪心率、血压、呼吸、血氧饱合度的报警参数？

　　3. 如何观察心电图波形的变化？

　　4. 使用心电监护仪的注意事项有哪些？

　　5. 如何维护心电监护仪？

　　6. 长时间心电监护过程中，如何预防因粘贴电极片导致的皮肤过敏？

　　7. 连接心电监护仪后，如何做好患者的宣教工作？

心电监护仪的使用评分标准

项目	总分/分	内容要求	标准分数/分	扣分/分	备注
核对评估解释	10	1. 双人核对医嘱，无误后方可执行 2. 核对患者床号、姓名、腕带 3. 评估患者的年龄、病情、意识、有无酒精过敏史等 4. 向患者及其家属解释操作的目的、方法、注意事项	2 2 4 2		
准备	11	1. 环境准备：清洁、宽敞、光线充足 2. 护士准备：着装整洁，洗手，戴口罩 3. 用物准备：心电监护仪、导联线、血压计袖带、血氧饱和度传感器、电极片等	2 2 7		
检查	2	打开心电监护仪，检查监护仪性能	2		
监测	30	1. 固定监护仪，选择监测导联，调节参数 2. 确定电极片安放位置，清洁皮肤，连接电极片，妥善固定 3. 将血氧饱和度监测仪夹于对侧肢体甲床完好的手指 4. 将血压袖带缠于患者上臂 5. 调节心电示波至适宜波幅 6. 设定各监测指标的报警参数 7. 选择血压监测方式（自动或手动） 8. 调节主屏幕，显示心电监测波形	4 10 2 2 2 2 3 5		
观察	6	1. 观察监护仪工作状态 2. 观察患者生命体征有无异常 3. 告知患者注意事项	2 2 2		
整理	5	1. 协助患者取舒适体位 2. 整理床单位，用物放回原处备用 3. 洗手、记录	1 2 2		
停止	8	1. 核对患者信息并解释 2. 关闭心电监护仪，撤下各类导线，除去电极片并清洁局部皮肤	2 6		
整理	8	1. 协助患者穿衣 2. 协助患者取舒适卧位，整理床单位，交代注意事项 3. 将撤下的所有导联线整理、缠好放于指定位置 4. 洗手，记录	2 2 2 2		
指导患者	10	对患者进行正确指导和良好沟通	10		
操作质量	10	操作熟练，程序清晰，动作轻、稳、准	10		
成绩评定	及 格（ 分） 不及格（ 分），关键依据：				

监考人（签名）： 考试时间： 年 月 日

第二十一章　心肺复苏技术

思政之窗

　　心搏骤停是威胁全人类生命健康的重大公共卫生问题。能在黄金抢救时间内实施心肺复苏（cardiopulmonary resuscitation,CPR）对于提高心搏骤停患者存活率具有重要的意义。护理专业学生应当培养过硬的心肺复苏技术，传播"时间就是生命"的急救意识，将"珍爱生命、救死扶伤"的精神落实到临床护理工作中。

案例导入

　　李某，男，62岁，有冠心病史10余年，饭后散步时突发心前区绞痛，自行舌下含服硝酸甘油后症状无明显缓解，随即入院治疗。入院第3日患者突然意识丧失，医护人员为其现场进行徒手心肺复苏。

实训任务

　　为患者进行心肺复苏。

学习目标

　　1. 能正确描述心肺复苏的概念。
　　2. 能正确列举可能导致患者呼吸、心搏骤停的原因。
　　3. 能正确实施心肺复苏。
　　4. 能正确分析和说明实施心肺复苏时的注意事项。
　　5. 能运用所学知识对心搏骤停患者进行评估及紧急处理，复苏后进行合理、有效的护理。

操作目的

　　通过实施基础生命支持技术，建立患者的呼吸、循环功能，保证重要脏器的血液供应。

实训用物

治疗盘内放血压计、听诊器、纱布、手电筒，必要时备硬木板、脚踏凳等。

操作流程－思维导图

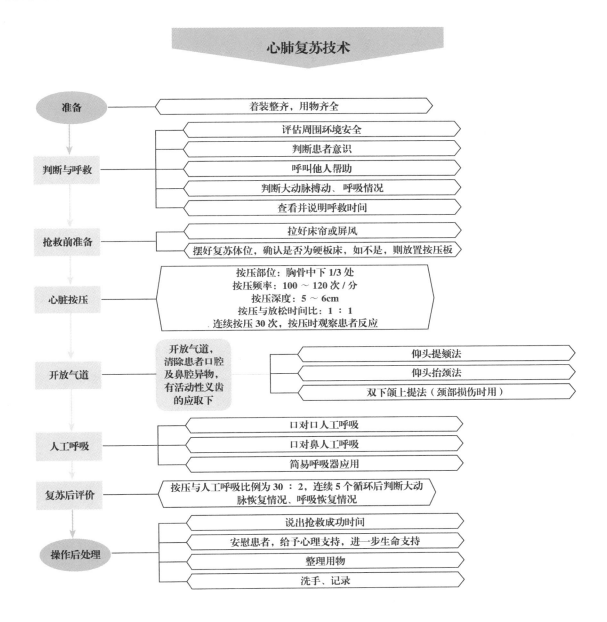

心肺复苏技术

准备 —— 着装整齐，用物齐全

判断与呼救
- 评估周围环境安全
- 判断患者意识
- 呼叫他人帮助
- 判断大动脉搏动、呼吸情况
- 查看并说明呼救时间

抢救前准备
- 拉好床帘或屏风
- 摆好复苏体位，确认是否为硬板床，如不是，则放置按压板

心脏按压
- 按压部位：胸骨中下 1/3 处
- 按压频率：100 ～ 120 次 / 分
- 按压深度：5 ～ 6cm
- 按压与放松时间比：1 ： 1
- 连续按压 30 次，按压时观察患者反应

开放气道（开放气道，清除患者口腔及鼻腔异物，有活动性义齿的应取下）
- 仰头提颏法
- 仰头抬颈法
- 双下颌上提法（颈部损伤时用）

人工呼吸
- 口对口人工呼吸
- 口对鼻人工呼吸
- 简易呼吸器应用

复苏后评价 —— 按压与人工呼吸比例为 30 ： 2，连续 5 个循环后判断大动脉恢复情况、呼吸恢复情况

操作后处理
- 说出抢救成功时间
- 安慰患者，给予心理支持，进一步生命支持
- 整理用物
- 洗手、记录

知识链接

心肺复苏的注意事项

1. 争分夺秒，就地抢救，避免因搬动而延误时机。人的大脑耐受循环停止的极限为
4 ～ 6 分钟，由于大脑缺氧而造成的损害是不可逆的，超过时限可造成终身残疾或复苏

失败，因此应尽可能在心搏骤停后15～30秒内开始复苏。

　　2.心肺复苏前应清除口腔及鼻腔分泌物、异物，保证气道通畅。复苏失败最常见的原因是呼吸道阻塞和口对口人工呼吸时接触不严密。呼吸道阻塞时，舌起了活瓣作用，将空气压下进入胃内，且不能再由胃排出，造成严重的胃扩张，使膈肌显著升高，阻碍通气，甚至会导致胃内容物反流，呕吐物被吸入气管而引起窒息。

　　3.按压部位要准确，力度合适。严禁按压胸骨角、剑突下及左右胸部。按压要适度，过轻达不到效果，过重易造成肋骨骨折、血气胸，甚至肝、脾破裂等。按压姿势要正确，两臂伸直，两肘关节固定不动，双肩位于双手的正上方。为避免心脏按压时胃内容物反流，应适当将患者头部放低并略偏向一侧。

　　4.人工呼吸和心脏按压同时进行，吹气应在放松按压的间歇进行，肺充气时，不可按压胸部，以免损伤肺部，降低通气效果。在未恢复有效的自主心律前，不宜中断按压。需要更换操作者时，动作应迅速，勿使按压停歇时间超过5秒。

　　5.遇有严重胸廓畸形、广泛肋骨骨折、血气胸、心脏压塞、心脏外伤等的患者，均应立即进行胸内心脏按压。

思考题

1.如何判断患者意识丧失、呼吸停止、大动脉搏动消失？

2.简述心肺复苏技术的操作步骤。

3.成人患者胸外心脏按压的频率与深度各是多少？

4.单人成人心肺复苏时，胸外按压与人工呼吸比例是多少？

5.开放气道的方法有哪些，该如何选择？

6.评价心肺复苏成功的有效指标有哪些？

心肺复苏技术评分标准

项目		总分/分	内容要求	标准分数/分	扣分/分	备注
准备		2	护士着装整齐，用物备齐	2		
操作过程	判断与呼救	14	1. 观察周围环境，确定安全 2. 判断患者意识（呼叫患者并拍打双肩，或压迫眶上神经） 3. 呼叫他人帮助 4. 判断大动脉搏动情况 5. 判断呼吸（眼睛同时看患者的面部及胸廓，观察胸部有无起伏） 6. 查看并说明呼救时间	2 2 2 4 2 2		
	抢救前准备	13	1. 拉好床帘或屏风 2. 摆复苏体位，立即使患者呈仰卧位，并去枕 3. 使患者头、颈、躯干、双下肢处于同一直线 4. 双手放于两侧，身体无扭曲 5. 解开衣领及前胸衣服，松腰带 6. 正确放置按压板 7. 将患者移近床缘，安放脚垫（或跪于床上）	2 2 2 2 2 2 1		
	心脏按压	20	1. 按压部位正确 2. 按压方法正确 3. 按压幅度适中 4. 按压频率正确 5. 连续按压30次，按压时观察患者反应	4 4 4 4 4		
	开放气道	10	1. 判断颈部有无损伤 2. 检查口腔有无分泌物和异物 3. 清理呼吸道异物方法正确 4. 开放气道方法正确	2 2 2 4		
	人工呼吸	10	1. 左手拇指和食指捏住患者鼻孔 2. 术者口唇紧贴并包绕患者口部吹气，直至患者胸廓抬起 3. 连续吹气2次，每次不少于1秒 4. 吹气完毕，松开捏鼻的手指，观察胸廓情况	2 2 4 2		
	循环	5	按压与人工呼吸比例为30∶2，连续做5个循环	5		
	复苏后评价	6	1. 正确判断大动脉搏动恢复情况 2. 正确判断呼吸恢复情况	4 2		
操作后处理		10	1. 说出抢救成功时间 2. 安慰患者，给予心理支持 3. 给予进一步生命支持 4. 整理床单位、用物 5. 洗手，记录	2 2 2 2 2		
操作质量		10	动作熟练、稳重、准确，时间适宜	10		
成绩评定		及　格（　　　分） 不及格（　　　分），关键依据：				
监考人（签名）：			考试时间：　　　年　　月　　日			

第二十二章　电除颤技术

思政之窗

人民至上，生命至上，保护人民生命安全和身体健康可以不惜一切代价。这不仅要求医护人员具备扎实、全面的基础知识，高超、精湛的专业技术，丰富、灵活的临床经验，还应具备强烈的责任心与慎独精神。心源性猝死日益危害着人类的生命，已成为全球范围的公共健康问题。大多数心源性猝死是由于心室颤动所致，迅速实施电除颤是患者存活的关键因素之一。因此，与时间赛跑、与死神较量，最大限度地维护人民的生命健康，是每一个医务工作者义不容辞的责任。

案例导入

宁某，男，58岁，因突发胸痛6小时入院。既往糖尿病史7年，吸烟史30年。查体：脉搏108次/分，血压168/96mmHg。颈静脉无怒张，双侧中下肺可闻及中等量湿啰音；心界正常，各瓣膜区未闻及杂音；腹软，肝、脾肋下未触及，双下肢无浮肿。辅助检查：心肌肌钙蛋白I（cTnI）3.82μg/L；血清钾、钠、钙、镁、肌酐均正常。心电图示ST段呈弓背向上抬高。入院诊断：急性广泛前壁心肌梗死。入院半小时患者突发室颤，立即实施现场急救。

实训任务

护士遵医嘱为患者做电除颤。

学习目标

1. 能正确阐述电除颤的相关原理。
2. 能正确叙述电除颤的指征。
3. 能正确阐述电除颤技术的目的和注意事项。

4.能正确实施电除颤技术。

操作目的

解除心室颤动，恢复心脏正常节律，挽救生命

实训用物

除颤仪、导电糊、电极片、抢救车、心电监护仪、治疗碗、纱布，必要时备给氧装置、负压吸引器、简易人工辅助呼吸器等。

操作流程 – 思维导图

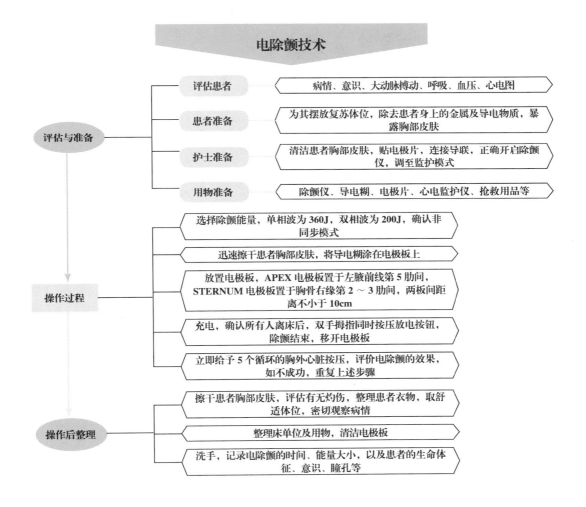

知识链接

电除颤技术的注意事项

1. 除颤前确定患者除颤部位无潮湿、无敷料。如患者带有植入性起搏器，应注意避开起搏器部位至少 10cm。

2. 除颤时，操作者及周围人员不要接触患者或连接患者的物品，尤其是金属物品。

3. 电极板放置位置要准确，并与患者皮肤密切接触，保证导电良好。导电糊涂抹均匀，防止皮肤灼伤。

4. 保持除颤仪处于完好备用状态，定点放置，定期检查其性能，及时充电。

思考题

1. 电除颤的适应证和禁忌证有哪些？

2. 电除颤后应立即监测患者的哪些指标？

3. 如何评价电除颤是否成功？

电除颤技术评分标准

项目	总分/分	内容要求	标准分数/分	扣分/分	备注
评估与准备	20	1. 评估患者：病情、意识、大动脉搏动、呼吸、心音、血压，以及心电图是否有室颤波	5		
		2. 患者准备：为其摆放复苏体位，除去患者身上的金属及导电物质	3		
		3. 护士准备：暴露患者胸部，贴电极片，连接导联，正确打开除颤仪并检查是否完好	7		
		4. 用物准备：除颤仪、导电糊、电极片、其他抢救物品	5		
操作过程	70	1. 患者仰卧于硬板床上，使患者身体不接触床上任何金属部分，迅速擦干患者皮肤。在准备除颤器的同时，应给予持续胸外按压	2		
		2. 选择除颤能量，单项波除颤用 360J，双向波除颤用 200J，确认电除颤为非同步模式	5		
		3. 手持电极板时不能面向自己，电极板涂以专用导电糊，并均匀分布于两块电极板上	3		
		4. 电极板位置安放正确：STERNUM 电极板放于胸骨右缘第 2～3 肋间（心底部），APEX 电极板上缘置于左腋前线第 5 肋间（心尖部），使电极板与皮肤紧密接触	5		
		5. 按下"充电"按钮，口诉"离床"	5		
		6. 再次观察心电示波	5		
		7. 环顾患者四周，确定周围人员无直接或间接与患者接触（操作者身体后退一小步，不能与患者接触）	5		
		8. 双手拇指同时按压"放电"按钮，当观察到除颤器放电后再放开按钮，移开电极板	15		
		9. 放电完毕后立即进行 5 个循环的胸外按压	5		
		10. 观察监护仪，除颤成功，报告"除颤成功，恢复窦性心律"。如仍为室颤，立即重复上述步骤	10		
		11. 除颤成功后，旋钮回位至监护	5		
		12. 观察患者呼吸、心律、心率、血压及电极板接触部位的皮肤情况	3		
		13. 关机	2		
操作后整理	10	1. 擦干胸部皮肤，评估有无灼伤，整理患者衣物，协助其取舒适卧位，密切观察并记录生命体征变化	5		
		2. 整理床单位及用物，清洁除颤电极板	3		
		3. 洗手、记录	2		
操作质量	10	动作熟练、稳重、准确，时间适宜	10		
成绩评定	及　格（　　　分） 不及格（　　　分），关键依据：				

监考人（签名）：　　　　　　　　　　考试时间：　　　年　　月　　日

第二十三章　T管引流的护理

思政之窗

　　T管是由外科医生 Hans Kehr 于 1912 年发明的,这项发明使胆总管切开得以简化,并大大降低了并发症的发生,保证了手术效果。T管的本质是引流管,属于医源性异物,因此也就决定了它是不能被长时间保留在体内的,需要在术后予以拔除。医护人员必须慎重对待T管引流这项操作,时刻保持"慎独"精神,才能保证患者的康复质量。

案例导入

　　姜某,男,60岁,2022年4月13日,患者因急性胆囊炎、胆总管结石、梗阻性黄疸,行腹腔镜胆囊切除、内镜逆行胰胆管造影、胆总管切开取石、T管引流术,当时内镜逆行胰胆管造影未能进乳头。患者于2022年5月27日予以拔除T管。拔管前腹部CT检查情况如下:经评估无胆总管结石残留,胆总管通畅,且无造影剂外漏。然而,在拔除T管后不久,患者开始出现腹痛、腰痛等不适。查体:患者急性面容,强迫体位,右上腹压痛、反跳痛阳性,肝区及右肾区叩痛阳性。入院诊断:1.T管拔除后胆漏;2.急性局限性腹膜炎;3.胆囊切除术后。

实训任务

　　护士遵医嘱为患者更换引流袋。

学习目标

　　1.能正确叙述T管引流护理的目的及注意事项。

　　2.能正确进行T管引流护理。

　　3.提升医护人员的专业水平和职业素养。

　　4.通过学习和实践,增强遵守职业道德和提高职业技能的自觉性,追求高尚的道德品质,提升职业道德境界。

操作目的

1. 避免胆汁淤积引起的堵塞和感染。
2. 防止胆道狭窄。
3. 通过日常护理可以观察胆汁的排出量、颜色、性质，便于胆道疾病的检查和治疗。

实训用物

治疗车上层：治疗盘、血管钳 1 把、无菌引流袋、0.5% 碘伏消毒液、无菌棉签、胶布、量杯、治疗巾、弯盘、手套。

治疗车下层：医疗垃圾桶、生活垃圾桶。

操作流程 – 思维导图

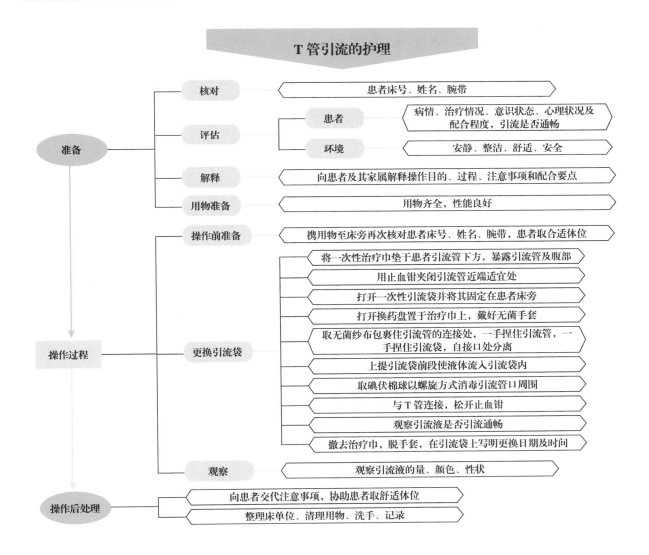

知识链接

T 管拔除相关知识

　　T 管拔除指征：T 管引流出的胆汁色泽正常，且引流量逐渐减少，可在术后 10 ～ 14 日试夹管 1 ～ 2 日。夹管期间注意观察病情，若无发热、腹痛、黄疸等症状，可经 T 管做胆道造影，造影后持续引流 24 小时以上，如胆道通畅，无结石或其他病变，再次夹闭 T 管 24 ～ 48 小时，患者无不适可予以拔除。注意事项：年老体弱、低蛋白血症、长期使用激素者可适当延长 T 管留置时间，待窦道成熟后再拔除，避免胆汁渗漏至腹腔引起胆汁性腹膜炎。拔管后，残留窦道用凡士林纱布填塞，1 ～ 2 日内可自行闭合。若胆道造影发现有结石残留，则需保留 T 管 6 周以上，再做取石或其他处理。

思考题

　　1.T 管引流护理的具体内容是什么？

　　2.T 管拔除后的并发症有哪些？应如何处理？

T 管引流的护理评分标准

项目		总分 / 分	内容要求	标准分数 / 分	扣分 / 分	备注
准备		14	1. 护士着装整洁，仪表端庄 2. 核对医嘱及执行单 3. 核对患者信息并解释操作目的 4. 评估患者（引流管是否通畅），环境整洁、舒适 5. 护士洗手，戴口罩 6. 用物齐全，性能良好，符合要求	2 2 2 4 2 2		
操作过程	更换引流袋	52	1. 携用物至床旁，核对床号、姓名、腕带 2. 关窗、屏风遮挡 3. 协助患者取合适体位 4. 将一次性治疗巾垫于引流管下方，暴露引流管及腹部 5. 用止血钳夹闭引流管近端适宜处 6. 打开一次性引流袋并将其固定在患者床旁 7. 打开换药盘于治疗巾上 8. 戴无菌手套 9. 取无菌纱布包裹住引流管的连接处，一手捏住引流管，一手捏住引流袋，自接口处分离 10. 上提引流袋前段使液体流入引流袋内 11. 取碘伏棉球以螺旋方式消毒引流管口周围 12. 与 T 管连接，松开止血钳，观察引流液是否通畅 13. 撤去治疗巾，脱手套 14. 在引流袋上写明更换日期及时间	2 2 2 4 4 4 4 4 6 5 5 4 2 4		
	观察	2	观察引流液的量、颜色、性状	2		
操作后处理		12	1. 协助患者取舒适体位、整理床单位 2. 交代注意事项 3. 清理用物 4. 洗手、记录	4 4 2 2		
指导患者		10	对患者进行正确指导和良好沟通	10		
操作质量		10	操作熟练，程序清晰，动作轻、稳、准，无菌观念强	10		
成绩评定		及　格（　　　分） 不及格（　　　分），关键依据：				

监考人（签名）：　　　　　　　　　　　　　　　考试时间：　　　年　　月　　日

第二篇
综合实训案例

第二十四章　慢性阻塞性肺疾病患者的护理

学习目标

知识目标

1. 能正确阐述慢性阻塞性肺疾病（chronic obstructive pulmonary disease,COPD）的病因与发病机制。
2. 能正确描述慢性阻塞性肺疾病的临床表现。
3. 能正确叙述慢性阻塞性肺疾病患者常见的护理问题。

技能目标

1. 能运用护理临床思维方法对呼吸系统疾病患者进行护理评估。
2. 能根据患者存在的问题正确制订护理计划。
3. 能正确执行相关护理措施。

思想与职业素质目标

1. 树立以患者为中心的理念，关心、尊重、爱护患者。
2. 建立整体护理观念，形成初步临床护理思维。

案例资料

患者一般资料	张某，男，65 岁，已婚，退休职工，因长期吸烟罹患慢性阻塞性肺疾病。3 天前因受凉后感冒，昨日出现咳嗽、咳痰、呼吸困难，至急诊就诊，医生建议住院治疗。 查体：体温 36.8℃，脉搏 100 次 / 分，呼吸 30 次 / 分，血压 150/90mmHg。辅助检查结果如下。①动脉血气分析：pH 7.25，PaO_2 80mmHg，$PaCO_2$ 50mmHg，碳酸氢根（HCO_3^-）28mmol/L，碱剩余（BE）−4mmol/L，SaO_2 86%；②血常规：WBC 1.2×10^9/L，RBC 4.5×10^{12}/L，Hb 122g/L，PLT 300×10^9/L，中性粒细胞比例（NEUT%）80%；③胸部 X 线片：双侧肺门浸润	
患者外观	患者着病号服，端坐于病床上，面容疲倦、表情沉重、皱眉，呼吸深且稍快，肩膀随着呼吸上下活动，说话时因呼吸不畅时有停顿，身体前倾，颈部伸长，动作缓慢	
现病史 / 既往史	疾病进展与治疗经过	5 年前患者被诊断为 COPD，随即戒烟；同时被诊断出高血压病，按时口服降压药，血压控制良好（能自行监测血压）
	现行用药	口服氨氯地平片（抗高血压药），每日 1 片

个人史	吸烟史 30 年，每天约半包，已戒烟。无饮酒史
过敏史	无
家族史	父亲 11 年前因脑梗死去世，母亲 3 年前因胃癌去世。有 2 个姐姐，1 个弟弟。2 个姐姐均有高血压病，二姐有糖尿病，弟弟体健

戈登（Gordon）11 项功能评估	
1. 健康感受	平时无运动习惯，罹患高血压病后，按时口服降压药，血压控制良好。有吸烟史 30 年，5 年前被诊断出 COPD 后戒烟。近年来常因受凉、感冒引发呼吸困难而入院治疗
2. 排泄形态	平日无便秘，排便频率约 2 天 1 次。排尿状况正常，可自行如厕，但因呼吸急促所以行动较为缓慢
3. 营养代谢	平日饮食无特别喜好，不挑食。因患高血压病，多为少油、少盐的清淡饮食。平日食欲佳，近年因肺部疾病恶化，常因呼吸困难、喘息影响食欲，常喝果汁或牛奶
4. 活动运动	患 COPD 多年，活动稍剧烈就会出现呼吸困难，稍作休息或吸氧后可缓解，现家中备有制氧机。平日呼吸频率为 26 ～ 30 次 / 分，此次发病后呼吸频率为 28 ～ 32 次 / 分，感到费力，身体微往前倾，吸气时颈部伸长、青筋暴露
5. 睡眠休息	未服用安眠药，夜间睡眠欠佳，时睡时醒，中午小憩 10 ～ 30 分钟，每天睡眠时间约 10 小时，日间常出现精神不济，面容疲倦的状况
6. 认知状态	意识清楚，五官感觉正常，有老花眼，阅读书报时需佩戴眼镜。交谈时常因呼吸急促而中断
7. 自我感受	目前已退休，生病后因需他人照顾，对家人感到歉疚，希望病情能稳定，不再恶化
8. 角色及人际关系	平日与家人关系良好，妻子 58 岁，为退休教师。育有 1 子，为在读研究生。住院期间，其妻子和儿子轮流在旁照顾
9. 性及生殖功能	与妻子结婚超过 30 年，关系良好，患病后已无性生活
10. 压力及应对	平日遇事会和家人商量、探讨，一起做决策，遇到问题无法解决时，会询问他人意见
11. 信仰及价值观	平日努力工作，期望家人能获得良好的生活品质。平日偶尔会和家人到寺庙祭拜，寻求心灵慰藉

实训任务

1. 案例讨论

（1）请对该患者进行护理评估，找出其可能存在的护理问题。

（2）该患者是否需要给氧？如需要给氧，氧流量应是多少？为什么？

（3）该患者的病情观察要点有哪些？

（4）如何指导患者进行呼吸功能锻炼？

（5）如何对该患者进行健康教育？

2. 操作训练

（1）针对该患者存在的护理问题，拟订出可能需要的护理操作项目。

（2）执行以下三项操作：心电监护、给氧、动脉血标本采集。

思考题

1. 查阅文献资料，总结呼吸功能锻练的方法。

2. 呼吸系统常见疾病的给氧方法有哪些？请总结各种方法之间的异同。

3. 慢性阻塞性肺疾病的危险因素有哪些？应如何预防？

4. 慢性阻塞性肺疾病的常见症状有哪些？

5. 对慢性阻塞性肺疾病诊断、严重程度评价、疾病进展、预后及治疗等有重要意义的辅助检查是什么？

6. 氧疗有效的指标包括哪些？

7. 为患者实施护理时，应如何体现关爱和尊重患者？

第二十五章　大叶性肺炎患者的护理

学习目标

知识目标

1. 能正确阐述大叶性肺炎的发病机制。
2. 能正确描述大叶性肺炎的临床表现。
3. 能正确叙述大叶性肺炎疾病患者常见的护理问题。
4. 能根据患者存在的问题正确制订护理计划。
5. 能正确识别休克型肺炎的征象。

技能目标

1. 能运用护理程序对患者进行护理评估。
2. 能正确执行相关护理措施。
3. 能运用护理程序对所执行的护理措施进行评价。
4. 能给患者进行正确的健康指导或健康宣教。

思想与职业素质目标

1. 培养护理临床思维能力，学以致用，及时发现临床并发症，尽可能减少患者的痛苦。
2. 能对患者进行正确的健康宣教，在今后的工作中将疾病预防贯穿始终。

案例资料

患者 一般 资料	张某，男，27岁，未婚，公司职员，因工作原因经常加班到凌晨。1天前回家的途中淋雨后感冒，今晨突然出现寒战、咳嗽、咳铁锈色样痰、呼吸困难，紧急入院就诊，医生建议住院治疗。 查体：体温 39.8℃，脉搏 100 次 / 分，呼吸 30 次 / 分，血压 89/60mmHg。辅助检查结果如下。①动脉血气分析：pH 7.3，PaO_2 45mmHg，$PaCO_2$ 48mmHg，SaO_2 86%；②血常规：WBC14×10^9/L，PLT 300×10^9/L，NEUT% 80%，核左移；③胸部 X 线片：肺上叶均匀一致的大片状密度增高影
患者外观	着病号服，平卧于病床上，呼吸急促、寒战，面容疲倦、表情沉重、皱眉

现病史 / 既往史	疾病进展与治疗经过	既往体健，入院后积极物理降温，吸氧
	现行用药	0.9% 氯化钠注射液 250mL+ 注射用青霉素钠 320 万 U，静脉滴注，每 8 小时 1 次
个人史		吸烟史 6 年，偶尔少量饮酒
过敏史		无
家族史		父母健在，家中有一弟弟，父亲有高血压病史 5 年，其他人体健

戈登（Gordon）11 项功能评估	
1. 健康感受	患者认为自己平时身强力壮，健康状况良好
2. 排泄形态	平日无便秘的情况，排便频率为每日 1 次。排尿状况正常，可自行如厕
3. 营养代谢	平日饮食无特别喜好，不挑食。因工作关系，平日应酬较多，喜食肉类。平日食欲佳，因发热后胃口欠佳，目前饮食以果汁或稀饭为主
4. 活动运动	平时因工作繁忙，基本无运动
5. 睡眠休息	常因晚上加班导致入睡困难，中午小憩 10～30 分钟，每天睡眠时间约 6 小时，日间常出现精神不济、面容疲倦的状况
6. 认知状态	意识清楚，五官感觉正常
7. 自我感受	病后因工作未妥善交接，对同事感到歉疚，希望自己尽快康复
8. 角色及人际关系	平日与家人关系和睦，母亲 53 岁，为退休教师；父亲 55 岁，在职，临近退休。住院期间，其母亲和朋友轮流在旁照顾
9. 性及生殖功能	正常
10. 压力及应对	平日遇事会和父母商量、探讨，一起做决策，当遇到问题无法解决时，会询问他人意见
11. 信仰及价值观	平日努力工作，期望家人能获得良好的生活品质。偶尔会出门旅游，寻求心灵慰藉，缓解工作压力

实训任务

1. 案例讨论

（1）请对该患者进行护理评估，找出其可能存在的护理问题。

（2）该患者是否需要给氧？如需要给氧，氧流量应是多少？为什么？

（3）该患者的病情观察要点有哪些？

（4）如何指导患者进行有效咳嗽，促进排痰？

（5）如何对该患者进行健康教育？

2. 操作训练

（1）针对该患者存在的护理问题，拟订出可能需要的护理操作项目。

（2）执行以下三项操作：静脉输液、动脉血标本采集、皮内注射。

思考题

1. 呼吸系统常见疾病的给氧方法有哪些? 请总结各种方法之间的异同。

2. 大叶性肺炎的病因有哪些? 应如何预防?

3. 大叶性肺炎的常见症状有哪些?

4. 大叶性肺炎最常见的护理问题有哪些? 该怎样进行护理?

5. 针对该患者的情况请给予正确的健康教育。

第二十六章 原发性高血压患者的护理

学习目标

知识目标

1. 能准确阐述原发性高血压（高血压病）的定义和分级。

2. 能正确叙述原发性高血压的危险因素和靶器官损害。

3. 能概述原发性高血压的临床特点和主要的并发症。

4. 能根据原发性高血压的病因和发病机制，概述高血压病的病理变化。

5. 能概述原发性高血压的病理变化与临床特点及并发症之间的关系。

技能目标

能够运用原发性高血压的知识，对患者做出正确的护理诊断，并制订护理计划。

思想与职业素质目标

1. 能形成以患者为中心的护理工作理念。

2. 通过学习和实践，树立正确的职业理想、科学的职业观念，培育良好的职业道德和行为习惯。

案例资料

患者 一般 资料	陈某，男，65岁，已婚，农民。患者于5年前集体体检时测出血压150/90mmHg，当时无不适症状，未服药。2年前无诱因出现头晕、头痛，不伴恶心和呕吐，曾在当地医院诊断为原发性高血压。医生先后给予其口服硝苯地平控释片（拜新同）、酒石酸美托洛尔片（倍他乐克）及依那普利片进行治疗，因药物副作用未坚持用药，血压控制情况不详。患者近半月来不适症状加重，晨起时常不明原因出现头晕、恶心。今日在田地劳作时突感剧烈头痛，伴恶心、呕吐、兴奋、烦躁不安，自测血压200/110mmHg，遂前来我院就诊，以原发性高血压、高血压脑病收住入院。 查体：体温36℃，脉搏56次/分，呼吸18次/分，血压198/110mmHg，身高170cm，体重85kg，腹围103cm。患者神情兴奋、烦躁不安，两肺未闻及啰音。辅助检查结果如下。①心脏彩超：主动脉硬化，左房增大，室间隔肥厚，轻度二尖瓣返流。②心电图：窦性心律，心率56次/分，左室高电压。③颈部血管超声：双侧颈动脉壁增厚。④头部螺旋CT：未见异常
患者外观	着病号服，神情兴奋、烦躁不安，自动体位

现病史/既往史	疾病进展与治疗经过	患者原发性高血压病史5年，不规律口服拜新同、倍他乐克及依那普利片2年余
	现行用药	拜新同、倍他乐克及依那普利片
个人史		饮食不规律，作息时间不规律，睡眠欠佳，偶尔饮少量酒，吸烟史30余年，平均每日15支
过敏史		无
家族史		父亲因高血压脑出血去世，母亲因冠心病去世

戈登（Gordon）11项功能评估	
1. 健康感受	近半月患者不适症状加重，晨起时常不明原因出现头晕、恶心、记忆力减退、注意力不集中、睡眠欠佳
2. 排泄形态	平日无便秘的情况，排便频率约2天1次。排尿状况正常，可自行如厕
3. 营养代谢	平日食欲佳，饮食方面偏爱吃肉，不喜蔬菜、水果，且饮食不规律
4. 活动运动	激动或劳累后头晕、头痛明显加重
5. 睡眠休息	入睡困难、早醒、易做噩梦、易惊醒，这与大脑皮质功能紊乱及自主神经功能失调有关。睡眠障碍又可导致患者焦虑、抑郁，加重自主神经功能紊乱，从而使得血压出现波动
6. 认知状态	兴奋、烦躁不安，有时激动或劳累后感觉视物模糊
7. 自我感受	因经济条件一般，且药物副作用多，患者平日服药不规律，不注重规律作息；发病后需他人照顾，对家人感到歉疚，希望早日出院
8. 角色及人际关系	平日与家人关系尚可，妻子63岁，农民。育有2子，均体健。住院期间，大儿子在旁照顾
9. 性及生殖功能	与妻子结婚40年多年，目前因年龄较大，又有心血管疾病故性功能差
10. 压力及应对	患者对住院环境感到陌生，对疾病缺乏了解，且经济状况一般，平日不爱言语，与家人沟通较少，因此有紧张、焦虑等情绪
11. 信仰及价值观	无宗教信仰

实训任务

1. 案例讨论

（1）请对该患者进行护理评估，找出其可能存在的护理问题。

（2）该患者的病情观察要点有哪些？

（3）如何为该患者提供个性化的健康指导？

2. 操作训练

（1）针对该患者存在的护理问题，拟订出可能需要的护理操作项目。

（2）执行以下三项操作：心电监护、静脉血样本采集、静脉输液。

思考题

1. 如何鉴别高血压危象与高血压脑病？

2. 原发性高血压的危险因素有哪些？应如何预防？

3. 判断案例中陈某的高血压分级和危险分层。

4. 原发性高血压的常见症状及并发症有哪些？

5. 简述常用的降压药物的种类、药理作用及不良反应。

思考题

第二十七章　冠状动脉粥样硬化性心脏病患者的护理

学习目标

知识目标

1. 能正确叙述冠状动脉粥样硬化性心脏病（以下简称"冠心病"）的临床分类与分型。
2. 能正确叙述冠心病患者常见的护理问题。

技能目标

1. 能运用护理临床思维方法对循环系统疾病患者进行护理评估。
2. 能根据患者存在的护理问题正确制订相应的护理计划。
3. 能正确执行相关护理措施。
4. 能正确使用多功能心电监护仪，准确记录各项参数。

思想与职业素质目标

1. 在独立护理冠心病患者的过程中，能够感受患者的情绪变化，周到细致地护理，以提高患者的满意度。
2. 能认同对冠心病患者的护理理念，护理过程中做到尊重、爱护患者。
3. 培养良好的职业道德、法律意识，以及团队协作能力，形成良好的正向价值观。

案例资料

患者一般资料	蔡某，男，65岁，已婚，退休职工。1周前出现发作性胸痛，自行含服硝酸甘油后缓解。今晨跑步途中突然出现胸骨后疼痛，伴呕吐、冷汗和濒死感，舌下含服硝酸甘油不能缓解，疼痛持续1小时，被家人送至急诊，拟以心肌梗死收治入院。 查体：体温37.0℃，脉搏90次/分，呼吸22次/分，血压140/95mmHg。患者神志清醒，较烦躁，痛苦面容，大汗淋漓，面色苍白，口唇轻度发绀。听诊两肺呼吸音清晰；心率90次/分，心律齐，各瓣膜听诊区无病理性杂音。腹部平坦、柔软，肝、脾未触及。双下肢无水肿。辅助检查结果如下。 ①血常规：WBC 10×10^9/L，NEUT% 67%，LY 23%；②心电图：V3～V5导联ST段弓背向上抬高，并有深而宽的Q波，偶发室性期前收缩。 患者住院当天夜间无明显诱因出现烦躁、咳嗽、咳粉红色泡沫痰、血压持续下降到95/55mmHg，听诊肺部出现湿啰音，心率120次/分

患者外观		着病号服，坐位，两腿下垂，咳嗽时手捂胸部，同时呼吸急促、面色苍白、口唇青紫，面容疲倦、表情沉重、皱眉
现病史 / 既往史	疾病进展与治疗经过	10 年前患者被诊断出高血压病，定期服药，平日血压维持在 140/95mmHg 左右；6 年前被诊断出糖尿病，定期服药，血糖控制良好，晨起空腹血糖约 7.5mmol/L
	现行用药	口服氨氯地平片，每日 1 片；阿卡波糖（拜糖平）每次 50mg，每日 3 次
个人史		吸烟史 40 余年，每天约 1 包，有饮酒史，每天约 250mL
过敏史		无
家族史		父亲有糖尿病史，20 年前已去世；母亲 10 年前因跌倒引发脑出血过世，有 1 个姐姐，1 个弟弟。姐姐有高血压病，弟弟体健
戈登（Gordon）11 项功能评估		
1. 健康感受		患者平时有运动的习惯，罹患高血压病、糖尿病后，定期口服降压药及降糖药，血压、血糖控制良好。吸烟 40 余年，10 年前诊断出高血压病后吸烟量减少至每天半包，饮酒减少至每天 100mL。6 年前诊断出糖尿病后注重饮食控制，基本不吃甜食，定期运动。近年来偶有胸闷、后背疼痛的症状
2. 排泄形态		排尿状况正常，解尿顺畅，既往无泌尿系统疾病，可自行如厕。平日无便秘的情况，排便频率为每日 1 次，颜色、量、性状均正常
3. 营养代谢		平日喜食肉类食物。因高血压病、糖尿病，饮食多为少油、少盐、低糖的清淡饮食，平素未注重营养搭配
4. 活动运动		日常能自行活动，能完全自我照顾。情绪激动时会出现头晕、心慌，因规律服药，血压控制良好，故稍作休息后可缓解
5. 睡眠休息		因高血压病、糖尿病等慢性病患者需保证充足的睡眠时间，故每晚 9 点 30 分患者便卧床休息，无睡眠剥夺的情况，夜间会起夜 2 或 3 次，中午小憩 30~50 分钟，每天睡眠时间约 10 小时，睡眠情况尚可。近年来，患者偶发胸闷、胸痛，夜间偶尔会有憋醒的情况发生，需侧卧才可缓解
6. 认知状态		意识清楚，神志清醒，定向感、记忆力、注意力完好，五官感觉正常
7. 自我感受		目前已退休，性格开朗，家庭经济状况良好。平时对自身病情比较乐观
8. 角色及人际关系		妻子及子女身体健康，家庭关系融洽。妻子 60 岁，退休职工。育有 1 子 1 女，均体健。住院期间，妻子、儿子、女儿轮流在旁照顾
9. 性及生殖功能		生殖器外观正常。生殖功能减退
10. 压力及应对		大部分决策由患者自己决定，当遇到问题无法解决时，会和家人商量、探讨，一起做决策。患者面对生理及心理压力尚属正向
11. 信仰及价值观		患者并无宗教信仰，认为人定胜天，凡事靠自己最重要，做任何决定或选择均会遵从自己的信念

实训任务

1. 案例讨论

（1）请对该患者进行护理评估，找出其可能存在的护理问题。

（2）该患者入院后确诊疾病应做哪项检查？该检查的注意事项有哪些？

（3）根据患者目前的情况，应给予哪些相应的护理？

（4）如何指导患者制订活动计划？

（5）如何对该患者进行健康教育？

2. 操作训练

（1）针对该患者存在的护理问题，拟订出可能需要的护理操作项目。

（2）执行以下三项操作：心电监护、给氧、静脉输液。

思考题

1. 导致冠心病的危险因素有哪些？

2. 简述心绞痛与心肌梗死的区别？

3. 急性心肌梗死有哪些并发症？

4. 简述急性心肌梗死的诊断标准？

5. 简要解释冠心病二级预防的 ABCDE 原则？

6. 冠心病患者出院后，如何进行心理指导？

第二十八章 心力衰竭患者的护理

学习目标

知识目标

1. 能正确阐述心力衰竭患者的临床表现、处理要点。
2. 能正确叙述心力衰竭患者常见的护理问题。
3. 能根据患者存在的问题正确制订护理计划。
4. 能正确叙述心力衰竭患者的健康指导措施。

技能目标

1. 能运用护理临床思维方法对循环系统疾病患者进行护理评估。
2. 能正确执行相关护理措施。
3. 能识别心力衰竭的危险因素并且正确实施护理措施。
4. 能根据患者的心功能分级制订符合患者的活动计划。
5. 心力衰竭患者出现室颤时，能够及时、有效地应对，配合抢救。

思想与职业素质目标

1. 通过对心力衰竭患者的护理，养成关爱患者的品德，同时培养社会责任感。
2. 培养良好的职业道德观、法律意识，以及团队协作能力，形成良好的正向价值观。
3. 能够克服护理过程中遇到的困难，培养临危不乱、迎难而上的品格。

案例资料

患者一般资料	夏某，女，48 岁，餐饮经理。患者 20 年来反复于劳累或受凉后出现胸闷、心悸、气喘。曾多次住院治疗，经检查后明确诊断为风湿性心脏病、二尖瓣狭窄伴关闭不全、心房颤动、心力衰竭。患者 2 天前受凉后出现畏寒、发热、咽痛、胸闷、呼吸困难、夜间不能平卧，咳嗽，咳粉红色泡沫痰，量不多，同时伴食纳差，尿量减少，双下肢水肿。 查体：体温 38.9℃，脉搏 102 次 / 分，呼吸 26 次 / 分，血压 100/65mmHg，身高 160cm，体重 55kg。患者半卧位，二尖瓣面容，咽充血，双侧扁桃体 II 度肿大，未见脓性分泌物。颈静脉怒张。双肺呼吸运动对称，叩诊呈清音，双肺底可闻及湿啰音。心尖搏动位于第五肋间左锁骨中线外 1cm 处，可触及震颤，心率 110 次 / 分，心律不齐，心音强弱不等，心尖部可闻及低调隆隆样舒张期杂音及 3/6 级吹风样收缩期杂音。辅助检查结果如下。①血常规：Hb 124g/L，RBC 4.12×10^{12}/ L，WBC 11.2×10^9/L，NEUT% 80%；②尿常规及粪常规未见异常；③胸部 X 线片：两肺纹理增加，以左侧为著，心影向左下扩大。④心电图：心房颤动；⑤超声心动图：二尖瓣中度狭窄伴中度反流

患者外观	着病号服，端坐于病床上，呼吸急促、面容疲倦，面色暗红，口唇周围青紫色，说话时因呼吸不畅时有停顿	
现病史/既往史	疾病进展与治疗经过	自述曾有风湿性关节炎病史，未治疗，具体情况不详
	现行用药	口服氢氯噻嗪片、卡托普利片、美托洛尔片
个人史	无吸烟史及饮酒史	
过敏史	无	
家族史	父亲 4 年前因肺源性心脏病去世，母亲健在，弟弟体健	
戈登（Gordon）11 项功能评估		
1.健康感受	因患者有风湿性关节炎病史，故运动量不多，且经常因工作熬夜，易受凉感冒，常有胸闷、心悸症状出现，每次感冒均会发生呼吸困难	
2.排泄形态	大便正常，频率为每日 1 次或 2 次；尿量正常，并无血尿或尿色浑浊的情况。入院后给予利尿剂氢氯噻嗪，排尿次数增多	
3.营养代谢	平日喜辛辣饮食。诊断出风湿性关节炎后，饮食习惯有所更改（偏清淡饮食），近 2 天受凉后出现发热，饮食状态差，每日仅食一碗粥	
4.活动运动	20 年来反复于劳累或受凉后出现胸闷、心悸、气喘、呼吸困难，此次发病后呼吸频率为 25~35 次/分，且感到费力，夜间会出现阵发性呼吸困难、不能平卧的情况	
5.睡眠休息	夜间难以入睡，中午小憩 20~30 分钟，每天睡眠时间约 6 小时，日间常出现精神不济、面容疲倦、全身无力的状况	
6.认知状态	意识清楚，听、嗅、味、触觉、记忆力及计算能力皆正常；入院后因呼吸困难、水肿等症状自诉头晕，自感身体笨重	
7.自我感受	因担忧自身身体状况不适合继续工作，考虑辞职，又担心辞职后整体家庭生活质量会下降，因而出现轻度焦虑	
8.角色及人际关系	已婚，育有 1 子 1 女，丈夫及子女均体健。平时会与朋友或家人外出旅行或做运动。住院期间与医护人员互动良好，可清楚表达想法，角色功能及关系互动十分完整；家庭关系融洽，丈夫及子女每天都会来探视，给予患者支持及鼓励	
9.性及生殖功能	与丈夫同住，于 8 年前行输卵管结扎手术	
10.压力及应对	住院前其主要压力来自工作，当遇困难时，会与家人探讨解决的方法，不会逃避问题。住院后其主要压力来自身体变化引起的活动功能障碍，以及处于陌生环境的恐惧感，患者面对风湿性心脏病所带来的生命威胁及环境的改变，有焦虑症状	
11.信仰及价值观	平日工作努力，期望家庭生活品质有所提升。每月初一、十五会素食斋戒	

实训任务

1. 案例讨论

（1）请对该患者进行护理评估，找出其可能存在的护理问题。

（2）针对该患者的护理要点是什么？

（3）患者用药过程中出现了乏力、腹胀、肠鸣音减弱，心电图 U 波增高，导致上述情况的原因是什么？应该如何处理？

（4）根据患者总体病情情况，制订相关护理措施。

（5）如何对该患者进行健康教育？

2.操作训练

（1）针对该患者存在的护理问题，拟订出可能需要的护理操作项目。

（2）执行以下三项操作：心电监护、给氧、静脉输液。

思考题

1.循环系统疾病患者常用的检查项目包括哪些？

2.简述左心衰竭患者的主要临床表现。

3.简述右心衰竭患者的主要临床表现。

4.简述洋地黄中毒时患者的临床表现。

5.简述洋地黄中毒的处理原则与方法。

6.简述房颤患者的临床表现。

7.简述心功能的分级。

第二十九章　肝硬化患者的护理

学习目标

知识目标

1. 能正确叙述肝硬化患者的主要护理诊断和护理措施。
2. 能正确阐述肝硬化的病因及发病机制。

技能目标

1. 能正确运用护理临床思维方法对肝硬化患者进行护理评估。
2. 能正确运用护理程序对肝硬化患者实施整体护理。
3. 能正确对肝硬化患者进行健康教育。

思想与职业素质目标

1. 能与肝硬化患者建立良好的护患沟通，培养共情能力及人文关怀精神。
2. 能建立科学、严谨的临床思维，培养谨慎、求实的作风和学风。

案例资料

患者 一般 资料	李某，男，48 岁。既往有乙型肝炎病史 11 年，肝硬化病史 5 年。因半小时前进食排骨时突然呕出鲜红色血液，量约 1000mL，伴头晕、乏力而急诊入院。 查体：体温 37.2℃，脉搏 110 次 / 分，呼吸 25 次 / 分，血压 84/52mmHg。腹软，隆起，移动性浊音阳性，肝脏右侧肋弓及剑突下未触及，脾脏左侧肋弓下 3cm，质韧，无触痛。实验室检查：谷丙转氨酶（ALT）80U/L，谷草转氨酶（AST）64U/L。初步诊断：肝硬化、上消化道出血。入院后又发生呕血 1 次，量不多，呈暗红色，有血凝块，未见黑便	
患者外观	消瘦，一般状况差，神志清楚，面色晦暗，皮肤、黏膜黄染，面部和颈部可见蜘蛛痣 3 个	
现病史 / 既往史	疾病进展与治疗经过	患者有乙型肝炎病史 11 年，5 年前确诊肝硬化，半小时前出现大量呕血，目前准备行胃镜检查
	现行用药	恩替卡韦片，0.5mg，每日 1 次，规律服药
个人史	不吸烟，既往喜欢饮酒，确诊乙型肝炎后，已戒酒	
过敏史	无	
家族史	否认有家族性遗传病史及传染病史	

戈登（Gordon）11 项功能评估	
1.健康感受	因运动后容易感到疲倦,故平素运动较少,确诊乙型肝炎后,定期到医院复查肝功能、HBV 血清学指标,肝功能控制良好。此次发病后严格遵守健康指导中的注意事项
2.排泄形态	大便正常,每日 1 次,均为成形便,少有腹泻或便秘的情况。排尿状况正常,可自行如厕
3.营养代谢	平时食欲不佳,日常饮食多为清淡、易消化食物,饭后常有饱胀感
4.活动运动	日常活动较少,多以散步为主,运动后常感到疲倦
5.睡眠休息	平时睡眠状态良好,有午休的习惯（每次约半小时）,住院后由于担心病情变化,偶尔发生失眠的情况。日间精神不济,面容疲倦
6.认知状态	意识清楚,五官感觉均正常。能针对疾病发展提出疑问,且能清晰地反映不适状况
7.自我感受	家庭经济条件稳定,生活幸福美满。对自己的工作和生活都比较满意。入院后患者希望病情能稳定下来,不再恶化
8.角色及人际关系	与家人平日关系和睦,妻子 46 岁。育有 1 子女,均体健。住院期间,妻子在旁照顾
9.性及生殖功能	有前列腺增生和内分泌失调的症状,夜尿次数增多,性生活较少,生殖功能减退
10.压力及应对	平日生性乐观,患病之后因担心自己的疾病恶化,目前情绪焦虑不安,精神压力较大,但患者依然坚强面对并能主动寻求支持,以积极应对
11.信仰及价值观	平日努力工作,期望家人能获得良好的生活品质,无宗教信仰

实训任务

1. 案例讨论

（1）请对该患者进行护理评估,找出其可能存在的护理问题。

（2）该患者的病情观察要点有哪些?

（3）如何对该患者进行健康教育?

2. 操作训练

（1）针对该患者存在的护理问题,拟订出可能需要的护理操作项目。

（2）执行以下三项操作：心电监护、静脉血标本采集、静脉输液。

思考题

1.肝硬化的病因主要包括哪些?

2.肝硬化如何分期?各期患者的临床表现有哪些?

3.肝硬化的危险因素有哪些?应如何预防?

4.肝硬化的常见并发症有哪些?

第三十章　急性胰腺炎患者的护理

学习目标

知识目标

1. 能阐述急性胰腺炎的发病机制。

2. 能叙述急性胰腺炎患者常见的护理问题。

3. 能叙述急性胰腺炎的定义、临床表现及辅助检查。

技能目标

1. 能够根据急性胰腺炎患者存在的问题正确制订护理计划。

2. 能够正确执行相关护理措施。

3. 能够正确运用护理临床思维方法对消化系统疾病患者进行护理评估。

思想与职业素质目标

1. 能关爱急性胰腺炎患者，给予情感支持及心理安慰。

2. 能根据发病过程、临床表现、实验室检查来识别急性胰腺炎，建立科学、严谨的临床思维，培养谨慎、求实的作风和学风。

3. 通过学习和实践，正确处理职业发展及工作过程中遇到的问题，培养良好的职业道德和行为习惯。

案例资料

患者一般资料	吴某，女，62岁，已婚，退休职工。患者于6小时前暴饮暴食，随后感上腹疼痛，伴恶心、呕吐，呕吐物为胃内容物，无呕血，无咖啡样物，腹痛进行性加重，由家属呼叫120送入急诊科，予以解痉等处理后腹痛无缓解。 查体：体温36.8℃，脉搏110次/分，呼吸25次/分，血压127/96mmHg，身高159cm，体重96kg。 辅助检查结果如下。① 腹部CT：急性胰腺炎征象，胆囊结石；②血常规：WBC 18.86×10^9/L，NEUT%75%；③肝功：AST 419U/L，ALT 407U/L，总胆红素（TBIL）35.3μmol/L，直接胆红素（DBIL）24.9μmol/L，γ-谷氨酰转肽酶（γ-GT）935U/L；④淀粉酶5860U/L，脂肪酶7270U/L；⑤电解质：K$^+$ 3.32mmol/L，Na$^+$ 143mmol/L，Ca^{2+} 2.36mmol/L
患者外观	营养良好，平车推入，自主体位，痛苦面容，言语对答流利、切题，急性病容，神志清楚，查体合作

现病史／既往史	疾病进展与治疗经过	患者 15 年前被诊断出高血压病，定期服药，血压控制情况良好。10 年前体检时发现胆囊结石，无腹痛，无皮肤、巩膜黄染等不适，未予以特殊处理
	现行用药	口服酒石酸美托洛尔缓释片，每日 47.5mg
个人史		生于原籍，无长期外地居住史，否认疫区居住史。否认吸烟史，偶尔饮酒
过敏史		对磺胺类药物过敏
家族史		父亲 5 年前因多器官功能衰竭去世，母亲 20 年前因车祸去世。母亲生前体健，父亲去世前患有高血压病、糖尿病、胃食管反流。有 2 个弟弟，均有高血压病。育有 1 子，体健
戈登（Gordon）11 项功能评估		
1. 健康感受		平时喜甜食及肉类，规律运动，BMI 38。患高血压病后规律服药，血压控制稳定，定期进行健康体检。此次发病为暴饮暴食后上腹部出现不适，且进行性加重
2. 排泄形态		患者平日时常便秘，排便频率 2~3 天 1 次，排便费力，偶尔服用缓泻药物协助排便。排尿状况正常。自发病后小便减少，大便未解
3. 营养代谢		Ⅱ度肥胖，近期体重无大范围波动，喜甜食及肉类。因患高血压病，平日多为低盐饮食，饮食结构以精白米、面及肉类为主。自起病后呕吐胃内容物多次，饮食差
4. 活动运动		平时规律进行低强度的有氧运动（每日晚餐后散步 1 小时），偶尔外出旅行。发病前日常生活能够自理。此次发病后因疼痛无法自主站立、行走，目前卧床，可自行更换体位
5. 睡眠休息		平日睡眠、精神状态可。一般于 6~7 时起床，22~23 时入睡，睡眠规律，少有失眠，否认服用镇静安眠类药物
6. 认知状态		神志清楚，对答流利，视力、听力、嗅觉正常，温、触、痛觉正常。能正确读、写、运算
7. 自我感受		患者目前已退休，经济条件较好。本次发病后患者后悔以前未重视胆囊结石，对家人感到愧疚，怕加重家庭负担；腹部疼痛逐渐加重，进而感到焦虑。患者希望症状减轻，早日康复出院
8. 角色及人际关系		家庭关系和睦，丈夫 67 岁，退休，患有 COPD、高血压病。育有 1 子，体健。住院期间，丈夫、儿子、儿媳轮流照顾，但仍然感到孤独、恐惧
9. 性及生殖功能		14 岁月经初潮，适婚年龄结婚，29 岁顺产 1 子
10. 压力及应对		家庭中大多事务由丈夫决定，遇到重大决策时则会与家人一起进行商议、决策。对于目前生活状况感到满足。本次生病后对于家庭依赖度增加
11. 信仰及价值观		患者平日喜爱热闹，喜欢参加各种聚会及外出旅行，崇尚自由、平等

实训任务

1. 案例讨论

（1）请对该患者进行护理评估，找出其可能存在的护理问题。

（2）该患者是否需要给予止疼药物？如需要给予止疼药物，应在什么时候给予？为什么？

（3）该患者的病情观察要点有哪些？

（4）如何对该患者的日常饮食进行指导？

（5）如何对该患者进行术后健康教育？

2.操作训练

（1）针对该患者存在的护理问题，拟订出可能需要的护理操作项目。

（2）执行以下三项操作：胃肠减压术、肌内注射、静脉血标本采集。

思考题

1.查阅文献资料，总结急性胰腺炎的分级诊断标准，以及各型胰腺炎的护理观察重点。

2.简述急性胰腺炎的常见病因及发病机制，应如何预防？

3.分别列举急性胰腺炎非手术治疗及手术治疗的护理措施。

4.对急性胰腺炎的诊断、严重程度评价、预后及治疗等有重要意义的辅助检查有哪些？

5.急性胰腺炎需要与哪些疾病进行鉴别诊断？应如何鉴别？

第三十一章 肾病综合征患者的护理

学习目标

知识目标

1. 能运用护理临床思维方法对肾病综合征患者进行护理评估。
2. 能正确阐述肾病综合征患者的主要临床表现与机制。
3. 能正确识别肾病综合征患者常见的并发症并实施护理。

技能目标

1. 能根据患者存在的问题正确制订护理计划。
2. 能正确执行相关护理措施。
3. 能为患者做好健康指导工作。

思想与职业素质目标

1. 培养良好的职业道德和团队协作能力。
2. 培养关爱患者的责任感和使命感。

案例资料

患者一般资料	刘某，男，17岁，因水肿1周，近日加重，今晨出现咳嗽，自觉发热入院就诊。 查体: 双侧眼睑及双侧下肢水肿，睑结膜无苍白。身高175cm，体重86kg。双肺听诊呼吸音清，未闻及干、湿啰音，心律齐，各瓣膜听诊区未闻及病理性杂音。腹部平坦、柔软，肝、脾肋下未触及，无压痛、反跳痛，移动性浊音阴性，双肾区无叩痛。辅助检查: 尿蛋白定性阳性。初步诊断: 原发性肾病综合征、上呼吸道感染	
患者外观	着病号服，平卧于病床上，面容疲倦、表情沉重、皱眉	
现病史/既往史	疾病进展与治疗经过	患者1年前被诊断为高血压病，定期服药，血压控制良好；1周前出现颜面部及双下肢水肿，活动后加重。今日出现咳嗽，并自觉发热
	现行用药	口服倍他洛尔片20mg，每日1次
个人史	无吸烟史及饮酒史，平时规律作息，因学业较重而长期精神紧张、缺乏休息	
过敏史	无	
家族史	母亲体健，父亲3年前被诊断为高血压病	

戈登（Gordon）11 项功能评估	
1. 健康感受	平时较少运动，被诊断为高血压病后，定期服药，血压控制良好。无吸烟、饮酒史，平时规律作息
2. 排泄形态	平日无便秘的情形，排便频率约每日 1 次。排尿状况正常，可自行如厕，但尿量较少
3. 营养代谢	平日饮食无特别喜好，不挑食。父母特别注意其营养的摄入，常食肉类、水果、牛奶，目前体重超标
4. 活动运动	因学习任务重而较少运动，非常注意休息。此次发病出现双眼睑水肿、尿量减少后，更加注意卧床休息
5. 睡眠休息	夜间睡眠好，午休约 30 分钟，每天睡眠时间约 8 小时
6. 认知状态	意识清楚，五官感觉正常，白天能于病床上进行一定时间的阅读和学习
7. 自我感受	患者目前处于高中这个关键的人生阶段，因生病后耽误学业而感到焦虑和迷茫；又因需他人照顾，对家人感到歉疚；希望病情能稳定下来，不再反复和恶化
8. 角色及人际关系	患者为家中独生子，能得到父母尽职尽责的悉心照料。住院期间，父母二人轮流在医院照顾
9. 性及生殖功能	无性生活史
10. 压力及应对	平日遇事会与同学和朋友商量、探讨，一起做决策。当遇到问题无法解决时，会询问他人意见
11. 信仰及价值观	平日学习努力，希望通过高考考入理想大学，未来能给自己和家人更好的生活

实训任务

1. 案例讨论

（1）该患者的病情观察要点有哪些？

（2）请对该患者进行护理评估，找出其可能存在的护理问题。

（3）如何对该患者及家属进行并发症预防的宣教？

2. 操作训练

（1）针对该患者存在的护理问题，拟订出可能的护理操作项目。

（2）执行以下三项操作：生命体征测量、静脉输液、静脉血标本采集。

思考题

1. 查阅文献资料，总结对肾病综合征的诊断、严重程度评价、疾病进展、预后及治疗等有重要意义的辅助检查。

2. 如果你是该患者的责任护士，在患者出院前应怎样对其做健康指导？

3. 为患者实施护理时，应如何体现对患者的关爱和尊重？

第三十二章　糖尿病患者的护理

学习目标

知识目标

1. 能正确阐述糖尿病患者的护理要点。
2. 能正确叙述护理糖尿病患者的注意事项。
3. 能正确叙述糖尿病的病因和临床症状。

技能目标

1. 能正确对糖尿病患者进行护理评估并提出护理诊断。
2. 能运用护理程序为糖尿病患者制订护理计划并实施正确的护理措施。

思想与职业素质目标

1. 能够初步养成自觉关心、爱护、尊重患者，全心全意为患者服务的观念与行为意识。
2. 能够通过学习和实践，树立以患者为中心的护理理念，建立良好的护理工作心态。

案例资料

患者一般资料	王某，女，62 岁，5 年前确诊为 2 型糖尿病。平时空腹血糖多在 5.8 ～ 6.2mmol/L，餐后 2 小时血糖多在 7.8 ～ 8.2mmol/L，平时睡眠好。患者自认为血糖控制较好，饮食控制尚可。今晨入院测量血压为 156/92mmHg，身高 158cm，体重 70kg；血脂检测：甘油三酯 7mmol/L，胆固醇 9mmol/L	
患者外观	一般情况较好，精神好，体型偏胖，皮肤状态良好，四肢健全	
现病史 / 既往史	疾病进展与治疗经过	患者 5 年前被诊断为 2 型糖尿病，定期服药且控制饮食
	现行用药	口服盐酸二甲双胍片（格华止），1 次 1 片，每日 3 次
个人史	平时每餐主食 50 ～ 75g，肉类每天 100 ～ 150g，不喜食蔬菜，喜油炸食物和糕点	
过敏史	无	
家族史	父亲 6 年前因糖尿病足截肢，5 年前因脑梗死去世；母亲 3 年前因肝癌去世；2 个姐姐均患有 2 型糖尿病，1 个弟弟目前身体康健	

戈登（Gordon）11 项功能评估	
1. 健康感受	患者确诊为 2 型糖尿病后，自感身体易疲乏，总是认为自己身体不好。目前定期服用降糖药，血糖控制良好。近年来在家人监督下定期入院进行检查
2. 排泄形态	平日无便秘的情况，排便频率约每日 1 次。多尿，每日尿量 3 ~ 5L，可自行如厕
3. 营养代谢	平日饮食喜油炸食物和糕点，不喜食蔬菜。食欲佳，近年因查出 2 型糖尿病，在家人的监督下进行低脂肪、低胆固醇饮食，但其难以坚持
4. 活动运动	不喜运动和外出，每日活动多在家中完成
5. 睡眠休息	平时夜间睡眠欠佳，中午小憩 30 ~ 60 分钟，每天睡眠时间约 10 小时，日间仍然常出现精神不济、面容疲倦的状况
6. 认知状态	意识清楚，有轻度视力模糊、听力欠佳
7. 自我感受	目前已退休，丈夫已去世，常常感到孤独
8. 角色及人际关系	平日与家人关系和睦，育有 2 女 1 子。住院期间，两个女儿轮流在旁照顾
9. 性及生殖功能	与丈夫结婚超过 40 年，关系良好。丈夫去世后无性生活，已绝经，无生殖需求
10. 压力及应对	平日遇事会和家人商量、探讨，一起做决策，当遇到问题无法解决时，会询问他人意见
11. 信仰及价值观	有宗教信仰，以寻求心灵慰藉

实训任务

1. 案例讨论

（1）请对该患者进行护理评估，找出其可能存在的护理问题。

（2）对患者的饮食建议和护理措施分别是什么？

（3）如何给患者注射胰岛素？

（4）如何指导患者进行血糖监测？

（5）如何对该患者进行健康教育？

2. 操作训练

（1）针对该患者存在的护理问题，拟订出可能需要的护理操作项目。

（2）执行以下三项操作：血糖监测、口服给药、皮下注射。

思考题

1. 查阅文献资料，总结如何帮助糖尿病患者进行自我管理。

2. 请总结 1 型糖尿病和 2 型糖尿病之间的异同。

3. 2 型糖尿病患者的危险因素有哪些？应如何预防？

4. 2 型糖尿病的常见症状有哪些？

5. 对糖尿病诊断有重要意义的辅助检查是什么？

6. 患者血糖达到多少时可诊断为糖尿病？

7. 为患者实施护理时，应如何体现关爱和尊重患者？

第三十三章　甲状腺功能亢进症患者的护理

知识目标

1. 能正确概述甲状腺功能亢进症（以下简称"甲亢"）的病因。
2. 能正确描述甲亢患者常见的临床表现。
3. 能正确叙述甲亢患者常见的护理问题。

技能目标

1. 能根据患者存在的问题正确制订护理计划。
2. 能正确执行相关护理措施。
3. 能准确评估护理措施是否奏效。

思想与职业素质目标

通过学习和实践，能按照护理程序完成各项工作，建立对甲亢患者生理、心理、社会的整体护理观。

案例资料

患者一般资料		夏某，男，60岁，已婚，农民，1年来患者出现食欲亢进、消瘦、怕热、多汗、眼球凸出，1天前因自感眼胀，伴复视，眼球活动受限，至急诊就诊，门诊以甲状腺功能亢进症、Graves眼病收住院。查体：体温37.0℃，脉搏98次/分，呼吸22次/分，血压132/81mmHg。辅助检查结果如下。①甲状腺功能：游离三碘甲状原氨酸（FT_3）20.7pmol/L、游离甲状腺素（FT_4）73.7pmol/L、促甲状腺激素（TSH）0.023mU/L、甲状腺球蛋白抗体4.9%、甲状腺微粒体抗体4.0IU/mL；②血常规：WBC 7.42×10^9/L，RBC 4.33×10^{12}/L，Hb 131g/L，PLT 194×10^9/L，NEUT 5.12×10^9/L
患者外观		发育正常，营养中等，体形消瘦，双侧眼球凸出，左眼较右眼明显，结膜无充血，双侧甲状腺Ⅰ度肿大，双手轻微震颤
现病史/既往史	疾病进展与治疗经过	患者2年前无明显诱因出现食欲亢进，逐渐消瘦，1年来体重减轻约10kg，伴怕热、多汗，未就医，1年前出现眼球凸出、多汗，确诊甲亢
	现行用药	口服甲硫咪唑片，每日10mg，左甲状腺素片，每日半片
个人史		发病以来已戒烟、戒酒
过敏史		对青霉素过敏
家族史		父母已去世，否认有家族性遗传病史及传染病史

戈登（Gordon）11 项功能评估	
1. 健康感受	患者 1 年来食欲亢进，体重下降明显，怕热，多汗，手轻微颤抖，近期出现复视
2. 排泄形态	大便频率增加，由原本的每天 1 次增加至每天 3 次或 4 次，夜尿频繁
3. 营养代谢	营养中等，平日饮食无特别喜好，不挑食
4. 活动运动	平日无特殊运动项目，大部分时间做农活，患病以来因疲乏无力、怕热、多汗，劳作时间大大减少
5. 睡眠休息	自发病以来因夜尿频繁，无法保证充足睡眠，睡眠质量不高，因此精神较差
6. 认知状态	意识清楚，眼球凸出，左眼较右眼明显，有复视症状，患者对甲状腺功能亢进症缺乏了解
7. 自我感受	精神差，容易焦躁、易怒
8. 角色及人际关系	患者脾气暴躁，经常与家人争吵。妻子 58 岁，身体健康，育有 1 女，体健
9. 性及生殖功能	夫妻关系紧张，无性生活
10. 压力及应对	患者因病基本不能劳作，收入减少，经济压力大
11. 信仰及价值观	无宗教信仰

实训任务

1. 案例讨论

（1）请对该患者进行护理评估，找出其可能存在的护理问题。

（2）该患者的病情观察要点有哪些？

（3）针对以上问题应采取什么护理措施？

（4）如何对该患者进行健康教育？

2. 操作训练

（1）针对该患者存在的护理问题，拟订出可能需要的护理操作项目。

（2）执行以下三项操作：心电监护、静脉输液、生命体征测量。

思考题

1. 抗甲状腺药物主要的副作用是什么？

2. 甲亢性心脏病患者的常见体征有哪些？

3. 甲亢对肌肉与骨骼系统的影响有哪些？

4. 如何预防甲亢患者发热？

第三十四章　外科休克患者的护理

学习目标

知识目标

1. 能阐述休克的概念、不同时期休克患者的症状和护理措施。

2. 能阐述休克的处理原则、常用的监测指标及意义。

3. 能对休克患者进行护理评估，熟练掌握扩容疗法的护理。

技能目标

1. 能正确对休克患者进行护理。

2. 能运用所学知识参与休克患者的抢救。

思想与职业素质目标

1. 培养良好的职业道德、法律意识及较好的团队协作能力。

2. 培养医护人员应具备的心理素质，以及关爱患者的职业品质。

案例资料

患者 一般 资料	王某，男，45 岁，已婚，司机。因开车时不慎撞上公路中央隔离墩致腹部受伤，由 120 救护车接入院。患者神情焦虑、烦躁，面色苍白、肢体冰凉，自诉全腹剧烈疼痛。 查体：体温 38.3℃，脉搏 126 次 / 分，呼吸 24 次 / 分，血压 75/55 mmHg，中心静脉压 4cmH$_2$O。全腹有明显压痛、反跳痛、腹肌紧张，以左上腹为重。辅助检查结果：WBC 23×10^9/L。腹腔穿刺抽出食物残渣和气体。腹部 X 线片显示膈下游离气体。为其行留置导尿术，观察其 1 小时尿量为 7mL	
患者外观	平躺于病床上，面色苍白、躁动不安，呼吸加快，表情极度痛苦、紧张	
现病史 / 既往史	疾病进展与治疗经过	患者 5 年前被诊断出高血压病，定期服药且血压控制良好（能自行监测血压）；3 年前被诊断出高脂血症，定期服药、监测血脂，病情控制良好
	现行用药	口服氨氯地平片，每日 1 片；辛伐他汀片，每日 10mg
个人史	吸烟史 20 余年，每日约半包，偶尔饮酒	
过敏史	无	

家族史	父亲 3 年前因脑梗死去世，母亲健在。有 2 个姐姐，1 个弟弟。母亲和姐姐均有高血压病史，二姐同时患有糖尿病，弟弟体健
戈登（Gordon）11 项功能评估	
1. 健康感受	因罹患高血压病和高脂血症，患者常感到疲惫、身体状况不佳，需定期服药，目前血压和血脂控制良好
2. 排泄形态	平日无便秘的情况，排便频率约 2 天 1 次。排尿状况正常，可自行如厕
3. 营养代谢	平日食欲佳，喜高盐、高脂饮食。自罹患高血压病和高脂血症后，力行少油、少盐、低脂饮食，但难以坚持
4. 活动运动	因其工作性质需常时间久坐，缺乏运动。自罹患高血压病和高脂血症后，每天坚持 30 分钟以上的散步或游泳等运动
5. 睡眠休息	睡眠状况佳，中午小憩 10 ~ 30 分钟，每天睡眠时间约 7 小时，日间精神状态佳
6. 认知状态	意识稍模糊，近视，开车时需佩戴眼镜，其他五官感觉正常
7. 自我感受	患者家庭经济负担重，发生车祸后担心治疗费用高，给家庭造成负担，同时忧虑自己的病情会影响儿女的学习，感到自责
8. 角色及人际关系	平日与和家人关系和睦，妻子 43 岁，从事家政工作。育有 1 儿 1 女，住院期间，妻子和亲戚轮流在旁照顾
9. 性及生殖功能	与妻子结婚近 20 年，夫妻关系良好，性生活正常
10. 压力及应对	平日遇事会和家人商量、探讨，一起做决策，当遇到问题无法解决时，会询问他人意见
11. 信仰及价值观	平日努力工作，期望家人能获得良好的生活品质，偶尔会到寺庙祭拜，以寻求心灵慰藉

实训任务

1. 案例讨论

（1）该患者是否存在休克？若存在，是什么类型的休克？目前处于休克的哪一期？

（2）针对该患者的护理要点是什么？

（3）患者存在的主要护理问题有哪些？

（4）对该患者可采取哪些护理措施？

2. 操作训练

（1）针对该患者存在的护理问题，拟订出可能需要的护理操作项目。

（2）执行以下三项操作：静脉输液、给氧、心电监护。

思考题

1. 休克按照病因可分为哪几类?

2. 休克患者不同分期的临床表现有何区别?

3. 针对休克患者如何进行补液?

4. 抢救休克患者时,如何运用血管活性药物?

5. 针对休克患者的护理措施有哪些?

6. 如何预防休克的发生?

7. 提示休克情况好转的指征是什么?

第三十五章 颅脑损伤患者的护理

学习目标

知识目标

1. 能概述颅内压增高与脑疝的病理生理及处理原则。
2. 能简述颅内压增高患者的护理评估内容和临床意义。

技能目标

1. 能完成瞳孔对光反射检查。
2. 能完成脑室引流管的护理。
3. 能应用护理程序对颅脑损伤患者实施整体护理。

思想与职业素质目标

1. 能树立以患者为中心的护理服务意识。
2. 能重视神经外科疾病护理，体会护理观察的重要意义。

案例资料

患者一般资料		温某，男，70 岁，退休职工。患者于 6 小时前饮酒后跌倒，伴肢体间断性强直，急送入医院就诊。查体：体温 36.7℃，脉搏 45 次 / 分，呼吸 10 次 / 分，血压 182/98mmHg。双侧瞳孔等大、等圆，直径 3mm，对光反射灵敏；四肢肌张力正常，四肢肌力 3 级，浅感觉减退，生理反射存在，病理反射未引出。辅助检查：①光学相干断层成像（OCT）提示双眼视神经盘水肿；②头颅 CT 提示颅内高密度阴影；③腰椎穿刺提示颅内压 480mmH₂O
患者外观		平车入院，神志不清
现病史 / 既往史	疾病进展与治疗经过	患者既往高血压病史 15 年，定期服药，血压控制良好
	现行用药	口服氨氯地平片，每日 1 片
个人史		家属称患者不吸烟，每天饮酒约 250mL
过敏史		家属否认其有过敏史

家族史	家属称患者的父亲有高血压病史
戈登（Gordon）11 项功能评估	
1. 健康感受	患者平素体健，高血压控制较好，自认为饮酒对身体没有太大影响，故常饮酒
2. 排泄形态	平日有便秘的情况，排便频率约 4 天 1 次。夜尿次数多，排尿时偶有痛感
3. 营养代谢	平日喜好饮酒，不挑食，食量不大
4. 活动运动	平日喜欢外出活动，接送孙子上下学
5. 睡眠休息	平日夜尿 4 或 5 次，中午小憩约 30 分钟，日间常出现精神不济，面容疲倦的状况
6. 认知状态	入院时存在意识障碍，患者家属称其摔倒前意识清楚
7. 自我感受	入院时存在意识障碍，自我感受暂无法评估
8. 角色及人际关系	其妻子及儿女对其病情感到担忧，自患者入院以来家属能积极配合各项治疗，故患者的角色关系评估为正向
9. 性及生殖功能	生殖功能减退
10. 压力及应对	患者家属称其平时遇事会寻求家人的帮助
11. 信仰及价值观	无宗教信仰

实训任务

1. 案例讨论

（1）对该患者的评估应重点关注什么内容？

（2）颅内压增高有哪些临床表现？

（3）该患者主要的护理问题有哪些？

（4）该患者首要的护理措施有哪些？

（5）如何对该患者及其家属进行健康教育？

2. 操作训练

（1）针对该患者存在的护理问题，拟订出可能需要的护理操作项目。

（2）执行以下三项操作：静脉输液、心电监护、给氧。

思考题

1. 颅内压增高的病因有哪些？

2. 颅内压增高的严重并发症是什么？如何进行救治？

3. 如何对脑室引流的患者进行护理？

4. 什么是冬眠低温疗法？

5. 常用的颅内检测技术有哪些？

第三十六章　脑卒中患者的护理

学习目标

知识目标

1. 能正确区分脑血栓形成与脑梗死的异同。

2. 能正确描述脑血栓形成与脑梗死的临床表现。

3. 能正确叙述脑血栓形成与脑梗死患者常见的护理问题。

4. 能正确执行相关护理措施。

技能目标

1. 能运用护理程序对脑卒中患者进行护理评估。

2. 能根据患者的实际情况制订康复计划并指导其进行康复锻炼。

3. 能针对患者的实际情况给予正确的健康指导或健康宣教。

思想与职业素质目标

1. 培养对患者的爱心、耐心、责任心，在护理脑卒中患者时要有不怕苦、不怕脏、不怕累的职业精神。

2. 能正确对患者进行健康宣教，在今后的工作中将疾病预防贯穿始终。

案例资料

患者 一般 资料	王某，男，69岁，已婚，退休职工。长期吸烟，既往有高血压病、冠心病、高脂血症病史。2天前因左侧手臂上举无力，继而口角歪斜，吐字不清，伴有头晕、恶心，家人将其送至医院就诊，医生建议住院治疗。 查体：体温37℃，脉搏110次/分，呼吸20次/分，血压170/100mmHg，身高180cm，体重85kg。辅助检查结果如下。①胆固醇6.8mmol/L，甘油三酯5.2mmol/L；②动脉粥样硬化指数：5；③血常规：WBC 8×10^9/L，RBC 5×10^{12}/L，Hb130g/L，PLT 300×10^9/L，NEUT% 80%；④头颅CT：可见低密度阴影
患者外观	着病号服，蜷缩于病床上，说话时吐字不清，面部一侧麻木，口角歪斜，表情呆滞

现病史/既往史	疾病进展与治疗经过	患者10年前被诊断出高血压病,5年前诊断出冠心病,定期服药,血压控制良好(能自行监测血压);2年前诊断出高脂血症,定期服药,血脂控制尚可
	现行用药	口服氨氯地平片,每日1片;阿司匹林肠溶片,每日1粒;瑞舒伐他汀钙片,每晚1粒
个人史		吸烟史30年,每天约半包;饮酒每天约100mL
过敏史		未知
家族史		父亲11年前因脑出血去世,母亲3年前因乳腺癌去世,有1个姐姐,1个弟弟,姐姐患有高血压病,弟弟患有2型糖尿病

戈登(Gordon)11项功能评估		
1. 健康感受		患者平时没有运动习惯,患高血压病后,定期服药,血压控制良好。吸烟30年,常饮酒,体态肥胖
2. 排泄形态		平日偶尔便秘,排便频率约2天1次。患有前列腺增生,常出现排尿困难。目前一侧肢体麻木不可行动,自行如厕困难,需要家人协助
3. 营养代谢		平日饮食喜甜食、腊肉、红烧肉及动物内脏。确诊高血压病后,一段时间内进食少油、少盐的清淡饮食,但未坚持
4. 活动运动		平日活动稍剧烈即出现心悸,故较少运动,血压控制良好,维持在140/80mmHg左右,但身体不适时仍有偏高的状况。此次发病后出现身体一侧微斜,需要家人协助才能行走
5. 睡眠休息		患者体型较肥胖,容易感到呼吸困难、喘息等不适,睡眠中会因打鼾而间歇性惊醒。每日睡眠时间约6小时,夜间入睡困难,易早醒,不午休
6. 认知状态		神志模糊,说话或理解困难,视物困难,行走困难,眩晕,已失去平衡或协调能力
7. 自我感受		患者已退休,生病后因需他人照顾,对家人感到歉疚。同时,为疾病的预后持悲观态度
8. 角色及人际关系		平日与家人关系一般,妻子67岁,退休教师,育有1子。住院期间,妻子在旁照顾
9. 性及生殖功能		与妻子结婚超过40年,关系一般,去年出现排尿困难,诊断为前列腺增生,给予药物治疗,治疗效果不佳,生殖功能减退
10. 压力及应对		一般遇事自己做决定,当遇到问题无法解决时,不会听取他人意见,也不会寻求他人帮助
11. 信仰及价值观		平日努力工作,偶尔会和朋友到河边钓鱼

实训任务

1. 案例讨论

(1)请对该患者进行护理评估,找出其存在的护理问题。

(2)该患者应诊断为什么疾病,诊断依据是什么?

(3)该患者的病情观察要点有哪些?

(4)如何指导患者进行康复锻炼?

(5)如何对该患者进行健康教育?

2.**操作训练**

（1）针对该换患者存在的护理问题，拟订出可能需要的护理措施。

（2）执行以下三项操作：心电监护、给氧、胃管置入术（鼻饲）。

思考题

1.脑卒中常见的病因有哪些？请总结不同类型的脑卒中的鉴别诊断方法。

2.脑卒中的危险因素有哪些？应如何预防？

3.对脑卒中的诊断、严重程度评价、疾病进展、预后及治疗等有重要意义的辅助检查有哪些？

4.脑卒中最常见的护理诊断有哪些？请列出相应的护理措施。

第三十七章　乳腺癌患者的护理

知识目标

1. 能准确叙述乳腺癌患者的护理知识。

2. 能正确叙述乳腺癌的病因。

技能目标

1. 能运用护理程序对乳腺癌患者实施围手术期护理。

2. 能指导患者完成乳房的自我检查。

思想与职业素质目标

1. 与患者分享抗癌成功的案例，主动参与乳腺癌患者的健康管理。

2. 能关爱和尊重癌症患者，建立乳腺癌患者"身、心、灵、社"的整体治疗观，帮助其树立战胜疾病的信心。

案例资料

患者一般资料	李某，女，49 岁，已婚。因半个月前患者无意中发现右侧乳房外上方有一肿块入院。肿块无压痛，肿块大小与月经周期无关。 查体：体温 36.6℃，脉搏 80 次 / 分，呼吸 20 次 / 分，血压 120/80mmHg。双侧乳房发育正常，对称。表面未见红肿，未见"酒窝征"及"橘皮样"改变，双侧乳头无溢液。右侧乳头凹陷，左侧乳头无凹陷，触诊稍固定。右侧乳房 10 点方向距离乳头约 2cm 处可触及一肿块，大小约 3cm×3.5cm，质硬，活动度差，边界不清；左侧乳房未触及明显孤立性结节。双侧腋窝及双侧锁骨上、下均未触及肿大淋巴结。 辅助检查：①乳腺彩色多普勒超声提示右侧乳房实质性占位伴钙化；②钼靶 X 线片提示右侧乳腺结节，结构扭曲，双侧乳腺增生；③超声引导下行肿物穿刺病理检查，提示乳腺浸润性导管癌，SBR 分级为Ⅱ级。诊断：右侧乳腺浸润性导管癌	
患者外观	患者神志清楚，步行进入病房，自主体位	
现病史 / 既往史	疾病进展与治疗经过	患者既往体健，否认手术史、外伤史及输血史
	现行用药	无

个人史	无吸烟史及饮酒史
过敏史	否认食物、药物过敏史
家族史	父母多年前因车祸去世；3年前，其同胞姐姐因乳腺癌去世
戈登（Gordon）11项功能评估	
1. 健康感受	除右侧乳腺有肿块外，自觉身体健康
2. 排泄形态	平日无便秘的情况，排便频率约每日1次。排尿状况正常，可自行如厕
3. 营养代谢	平日饮食无特别喜好，不挑食。平日食欲佳，无体重减轻
4. 活动运动	平时因忙于工作及家庭，运动时间较少
5. 睡眠休息	平日睡眠正常
6. 认知状态	意识清楚，问答切题
7. 自我感受	较担心疾病预后，有焦虑情绪
8. 角色及人际关系	平日与家人关系和睦，育有1女，住院期间丈夫在旁照顾
9. 性及生殖功能	月经初潮年龄11岁，初次生育年龄35岁，目前未绝经
10. 压力及应对	平日遇事会和家人商量、探讨，一起做决策，当遇到问题无法解决时，会询问他人意见
11. 信仰及价值观	平日努力工作，期望家人能获得良好的生活品质

实训任务

1. 案例讨论

（1）该乳腺癌患者诊断的依据是什么？

（2）乳腺癌进展期患者有哪些临床表现？

（3）请对该患者进行护理评估，其可能存在哪些护理问题？

（4）如何指导患者进行术后上肢的功能锻炼？

（5）如何对该患者进行健康教育？

2. 操作训练

（1）针对该患者术后可能存在的护理问题，拟订出可能需要的护理操作项目。

（2）执行以下三项操作：心电监护、静脉输液、给氧。

思考题

1. 查阅文献资料，总结乳腺癌手术的方式。

2. 乳腺癌患者术后应如何预防淋巴水肿？

3. 乳房术后重建指征与类型分别是什么？

4. 乳腺癌的发病与哪些因素有关？

第三十八章 胆结石患者的护理

学习目标

知识目标

1. 能简述胆结石的病因、临床表现和辅助检查。
2. 能概括胆道疾病需做的特殊检查和护理要点。
3. 能阐述胆结石的病理生理。
4. 能正确叙述胆结石患者常见的护理问题。

技能目标

1. 能根据患者存在的护理问题正确制订护理计划。
2. 能运用护理程序对胆结石患者实施整体护理。

思想与职业素质目标

1. 能结合案例讨论、评估患者的疼痛情况，做好人文关怀。
2. 通过学习和实践，正确处理职业生涯中遇到的问题，养成良好的职业道德和行为习惯。

案例资料

患者 一般 资料	李某，女，54 岁。11 年前患者无明显诱因出现右上腹闷胀不适，伴恶心，无肩背部放射痛，无呕吐、寒战、发热，无头痛、头晕、呕血、便血，无腹泻及便秘。半月前自觉上述症状明显加重，腹痛明显，在当地医院就诊，行腹部 CT 检查，提示胆结石合并胆囊炎，给予抗感染、补液及支持治疗，症状无明显好转。今日以胆结石收住入院。 查体：体温 36.2℃，脉搏 92 次 / 分，呼吸 18 次 / 分，血压 109/78 mmHg。辅助检查结果如下。①动脉血气分析报告：pH 7.334，PaO_2 40.3mmHg，$PaCO_2$ 49.3mmHg，HCO_3^- 25.6mmol/L，BE−0.7mmol/L，SaO_2 99.6%；②血常规：WBC 5.27 × 10^9/L，RBC 4.22 × 10^9/L，Hb 122g/L，PLT 272 × 10^9/L，NEUT% 3.26%；③腹部 B 超：胆囊大小形态正常，壁薄光滑。胆囊内探及多个强回声团，大者长径约 0.6cm，后伴声影，可随体位改变移动。胆囊壁上探及多个稍高回声结构突向腔内，大者大小约 0.7cm × 0.6cm，后无声影，不随体位改变移动。胆汁透声好
患者外观	着病号服，蜷缩在病床上，痛苦面容

现病史／既往史	疾病进展与治疗经过	患者半月前诊断为胆汁淤积症、胆结石合并胆囊炎
	现行用药	口服头孢克肟分散片及消炎利胆片
个人史		无吸烟史及饮酒史，经常不吃早餐
过敏史		无
家族史		母亲健在，父亲已故（原因不详），否认家族中有遗传性疾病及传染性疾病史

戈登（Gordon）11 项功能评估	
1. 健康感受	自发病以来，精神状态一般，自觉体力情况良好，体重无明显变化
2. 排泄形态	平日无便秘的情况，大便干燥，小便正常，可自行如厕
3. 营养代谢	平日喜高脂饮食，但食量不大，饭后腹部饱胀感明显，易打嗝
4. 活动运动	此次发病之前活动正常，可行日常体力劳动
5. 睡眠休息	睡眠较差，未服用安眠药，夜间时睡时醒，中午小憩 10 ～ 30 分钟，每天睡眠时间约 10 小时，日间常出现精神不济，面容疲倦的状况
6. 认知状态	意识清楚，五官感知正常
7. 自我感受	目前已退休，丈夫已去世，生病后担心无人照顾，感到孤独
8. 角色及人际关系	平日与家人关系和睦，育有 1 子，其儿子在其他城市生活，住院期间，护工在旁照顾
9. 性及生殖功能	10 年前因子宫肌瘤行子宫全切术，已不具备生殖功能
10. 压力及应对	平日遇事会与家人共同商量、探讨，一起做决策，当遇到问题无法解决时，会询问他人意见
11. 信仰及价值观	平日勤俭节约，不铺张浪费，偶尔会到寺庙祭拜，寻求心灵慰藉

实训任务

1. 案例讨论

（1）请对该患者进行护理评估，找出其可能存在的护理问题。

（2）需要为患者提供的护理措施有哪些？

（3）该患者的病情观察要点有哪些？

（4）如何对该患者进行健康教育？

2. 操作训练

（1）针对该患者存在的护理问题，拟订出可能需要的护理操作项目。

（2）执行以下三项操作：心电监护、静脉输液、动脉血标本采集。

思考题

1. 总结胆石的种类，分析各类结石通过 X 线检查是否显影。

2. 简述胆结石患者的临床表现。

3. 简述胆结石的最佳处理原则。

4. 若拟对该患者行腹腔镜胆囊切除术，术后病情观察要点有哪些？

5. 该患者手术前是否需要进行消化道准备，为什么？

6. 为患者实施护理时，应如何体现关爱和尊重患者？

第三十九章　肋骨骨折患者的护理

学习目标

知识目标

1. 能正确阐述肋骨骨折的概念。

2. 能正确区别闭合性气胸、开放性气胸、张力性气胸的病理生理及临床表现。

3. 能简述肋骨骨折及气胸的病因、临床表现和辅助检查的意义。

4. 能正确叙述肋骨骨折的处理原则。

5. 能解释胸腔闭式引流的原理、适应证和方法。

技能目标

1. 能正确对肋骨骨折患者进行护理。

2. 能运用所学知识，配合肋骨骨折患者的抢救，给予胸腔闭式引流护理。

3. 能运用正确的护理程序对肋骨骨折患者实施整体护理。

思想与职业素质目标

1. 能应用所学护理技术，帮助患者缓解疼痛，做好人文关怀。

2. 通过学习和实践，为肋骨骨折患者提供专业的护理，缓解疼痛，促进康复，养成良好的职业道德和行为习惯。

案例资料

患者 一般 资料	龚某，男，38岁，未婚，司机。因行车过程中发生翻车事故，导致左胸部损伤2小时入院。 查体：患者意识清楚，口唇发绀，极度呼吸困难，体温37.8℃，呼吸24次/分，心率98次/分，血压138/86mmHg，身高167cm，体重86kg。胸壁畸形，左前胸壁皮下瘀斑、肿胀，有触痛、反常呼吸，左肺呼吸音消失。辅助检查：胸部X线片显示左侧第4～7肋多段骨折，胸膜腔大量积气，左肺明显被压缩，气管明显向右侧移位，右肺部分被压缩
患者外观	着病号服，蜷缩在病床上，面色发绀，痛苦面容，呼吸频率快，伴咳嗽，变换体位时疼痛加剧，胸壁畸形，有反常呼吸运动

现病史 / 既往史	疾病进展与治疗经过	既往体健，入院后进行急救处理，给予吸氧，胸腔穿刺排气减压，但患者仍感疼痛明显
	现行用药	无
个人史		吸烟史 20 年，平均每日 1 包；饮酒史 15 年，不开车时每日饮酒约 150mL，运动较少
过敏史		无
家族史		父亲患有高血压病 6 年，母亲 3 年前因胃癌去世。家中无兄弟姐妹
戈登（Gordon）11 项功能评估		
1. 健康感受		患者自觉除体型偏胖外，健康状况良好，曾尝试减肥，未成功
2. 排泄形态		大便正常，频率 2～3 天 1 次，排尿状况正常，可自行如厕
3. 营养代谢		平日饮食不规律
4. 活动运动		因工作原因，常年缺乏运动
5. 睡眠休息		经常熬夜，睡眠欠佳
6. 认知状态		意识清楚，五官感觉正常
7. 自我感受		患者需照顾父亲，家庭经济条件一般，感情生活不顺
8. 角色及人际关系		能与家人和睦相处，父亲 68 岁，有高血压病史，生活能自理。患者闲暇时间都会陪伴父亲
9. 性及生殖功能		有性生活史，固定伴侣，生殖功能正常
10. 压力及应对		患者压力多来自工作，并期待组建家庭
11. 信仰及价值观		平日努力工作，期望家人能获得良好的生活品质

实训任务

1. 案例讨论
（1）该患者目前的首要处理原则是什么？
（2）该患者的主要护理诊断是什么？应采取哪些护理措施？
（3）在现场应如何对患者进行急救？
（4）该患者的病情观察要点有哪些？存在哪些潜在并发症？
（5）如何对该患者进行健康教育？

2. 操作训练
（1）针对该患者存在的护理问题，拟订出可能需要的护理操作项目。
（2）执行以下三项操作：静脉输液、给氧、心电监护。

思考题

1. 如何对该患者进行相应的护理评估?

2. 胸腔闭式引流的原理是什么?

3. 闭合性气胸有哪些临床表现?应如何处理?

4. 开放性气胸有哪些临床表现?应如何处理?

5. 胸腔闭式引流的护理要点有哪些?

6. 如该患者需要手术治疗,如何进行术前及术后相关护理?

思考题

第四十章 股骨颈骨折患者的护理

学习目标

知识目标

1. 能正确对股骨颈骨折患者进行护理评估。
2. 能阐述股骨颈骨折的病因。
3. 能描述股骨颈骨折的常见临床表现。
4. 能叙述股骨颈骨折的处理原则。

技能目标

能够运用护理程序全面、准确地对股骨颈骨折患者实施整体护理。

思想与职业素质目标

1. 培养良好的职业道德、法律意识，以及较好的团队协作能力。
2. 通过学习和实践，为股骨颈骨折患者提供专业护理，促进其康复，养成良好的职业道德和行为习惯。

案例资料

患者一般资料	李某，男，64 岁。因摔伤致左髋部疼痛伴活动受限 1 天入院。患者 1 天前不慎摔倒，左髋部着地，当即出现左髋关节疼痛，伴左下肢活动受限，无法直立行走，由 120 送往医院就诊。行左髋关节 X 线检查，提示左侧股骨颈骨折。 查体：体温 36.3℃，脉搏 71 次 / 分，呼吸 19 次 / 分，血压 138/65mmHg。患者意识清醒，精神差，查体合作，急性痛苦面容。左下肢轻度外旋畸形，左侧髋关节皮肤无破溃。触诊左腹股沟中点压痛阳性，皮温正常，无明显感觉减退，左侧大腿滚动试验阳性，左下肢轴向叩击痛阳性。左髋活动检查不能配合。左下肢较右下肢缩短约 1.0cm，远端感觉及末梢血运尚可。辅助检查：左髋关节 X 线正位片提示左侧股骨颈骨皮质连续性中断。中度疼痛（NRS 评分 6 分），有部分生活自理能力（Barthel 指数评分 50 分），压力性损伤风险为低度危险（Braden 危险因素评估 16 分），坠床 / 跌倒风险为高度危险 [成人跌倒风险评估量表（Morse 评分）60 分]，深静脉血栓风险为高度危险（Autar 评分 16 分）
患者外观	着病号服，急性痛苦面容，患肢疼痛剧烈，移动时无法耐受，并有焦虑情绪，担心日后对行走功能有影响

现病史/既往史	疾病进展与治疗经过	患者既往身体素质较差，有高血压病史30余年，定期服药且控制良好（能自行监测血压）
	现行用药	长期服用硝苯地平缓释片
个人史		戒烟35年，无饮酒史
过敏史		无
家族史		父母均有高血压病，均已故

戈登（Gordon）11项功能评估	
1. 健康感受	患者平时很少运动，罹患高血压病后，按时服药，血压控制较好
2. 排泄形态	偶有便秘，排便频率为2～3天1次。排尿状况正常，可自行如厕
3. 营养代谢	饮食上喜高脂、油炸、腌制食品，因患高血压病，平日饮食已尽量做到少盐、少油，多食蔬菜水果
4. 活动运动	不喜运动，退休后每日活动减少。患高血压病30余年，血压控制良好，平日维持在140/80mmHg左右，但身体不适或心情不佳时仍有偏高的状况
5. 睡眠休息	睡眠状况尚可，每天睡眠时间为8～9小时，中午小憩10～30分钟
6. 认知状态	意识清楚，有老年性耳聋，平时需佩戴助听器，其他感觉正常
7. 自我感受	已退休，经济无负担，年轻时脾气暴躁，近年性格逐渐平和
8. 角色及人际关系	平日与家人关系和睦，妻子为退休职工，育有2子1女。住院期间，妻子和女儿在旁照顾
9. 性及生殖功能	和妻子结婚超过30年，关系良好。已无性生活
10. 压力及应对	平日遇事会和儿子商讨，一起做决策，喜欢发脾气，患病后性格渐平和
11. 信仰及价值观	平日工作努力，期望家人能有良好的生活品质

实训任务

1. 案例讨论

（1）请对该患者进行护理评估，找出其可能存在的护理问题。

（2）该患者是否需要留置导尿？为什么？

（3）在对股骨颈骨折患者进行护理时要注意什么？

（4）如何对该患者进行健康教育？

2. 操作训练

（1）针对该患者存在的护理问题，拟订出可能需要的护理操作项目。

（2）执行以下三项操作：生命体征测量、肌内注射、留置导尿。

思考题

1. 影响骨折愈合的因素有哪些?

2. 骨折的并发症有哪些? 应如何预防?

3. 为患者实施护理时,应如何体现关爱和尊重患者?

参考文献

[1] 郑凤莉，王吉荣.基础护理技术实训指导 [M].北京：科学出版社，2020.

[2] 贾青，王静，李正艳.临床护理技术规范与风险防范 [M].北京：化学工业出版社，2021.

[3] 蒙雅萍，李玲.护理学基础实训与学习指导 [M].北京：人民卫生出版社，2020.

[4] 霍晓鹏，吴欣娟.北京协和医院临床护理教学指南 [M].北京：人民卫生出版社，2021.

[5] 王爱平，丁炎明.全国临床护理"三基"训练指南 [M].北京：人民卫生出版社，2021.

[6] 张美芬，孙田杰.外科护理学 [M].3 版.北京：人民卫生出版社，2019.

[7] 喻友军，赵小义.外科护理学 [M].3 版.北京：科学出版社，2020.

[8] 陈偶英，罗尧岳.临床护理教学查房案例与设计 [M].北京：人民卫生出版社，2022.

[9] 赵雪红，潘向滢，王华芬.临床护理技术规范：急危重症护理 [M].杭州：浙江大学出版社，2022.

[10] 胡斌春，王华芬.护理管理与临床护理技术规范：护理管理规范 [M].杭州：浙江大学出版社，2022.

[11] 于卫华，潘爱红.临床护理技术操作流程及考核指南 [M].2 版.合肥：中国科学技术大学出版社，2022.

[12] 白永菊，余明莲，马继红.临床护理技术考试一本通 [M].北京：中国医药科技出版社，2022.

[13] 吴雯婷.实用临床护理技术与护理管理 [M].北京：中国纺织出版社，2021.

[14] 任潇勤.临床实用护理技术与常见病护理 [M].昆明：云南科学技术出版社，2023.

[15] 姜小鹰.护理学综合实验 [M].北京：人民卫生出版社，2012.